JN314518

コンコーダンス

患者の気持ちに寄り添うためのスキル21

安保寛明
山形県立保健医療大学保健医療学部教授

武藤教志
宝塚市立病院，精神看護専門看護師

医学書院

	コンコーダンス	
	患者の気持ちに寄り添うためのスキル 21	
発　行	2010 年 7 月 15 日　第 1 版第 1 刷 ⓒ	
	2022 年 8 月 1 日　第 1 版第 6 刷	
著　者	安保寛明・武藤教志 _{あんぽ ひろあき　む とうたかし}	
発行者	株式会社　医学書院	
	代表取締役　金原　俊	
	〒113-8719　東京都文京区本郷 1-28-23	
	電話　03-3817-5600（社内案内）	
印刷・製本	横山印刷	

本書の複製権・翻訳権・上映権・譲渡権・貸与権・公衆送信権（送信可能化権を含む）は株式会社医学書院が保有します．

ISBN978-4-260-01078-8

本書を無断で複製する行為（複写，スキャン，デジタルデータ化など）は，「私的使用のための複製」など著作権法上の限られた例外を除き禁じられています．大学，病院，診療所，企業などにおいて，業務上使用する目的（診療，研究活動を含む）で上記の行為を行うことは，その使用範囲が内部的であっても，私的使用には該当せず，違法です．また私的使用に該当する場合であっても，代行業者等の第三者に依頼して上記の行為を行うことは違法となります．

JCOPY〈出版者著作権管理機構　委託出版物〉
本書の無断複製は著作権法上での例外を除き禁じられています．複製される場合は，そのつど事前に，出版者著作権管理機構（電話 03-5244-5088，FAX 03-5244-5089，info@jcopy.or.jp）の許諾を得てください．

はじめに

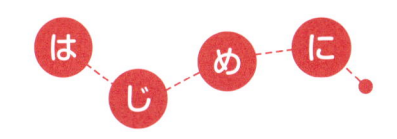

「コンコーダンス」という言葉をはじめて目にされたかもしれませんが，「調和」「協調」と言えば，医療や福祉の専門職者にとってはなじみのある考え方でしょう。患者と援助者が目標を共有し，価値観を承認しあいながら物事を進める「コンコーダンス（調和）」の考え方は，患者を尊重する医療者の基本的な姿勢を表明する概念と言えます。

あるいは，「受ける医療は患者自身が決める」という消費者主義に基づく概念だという見方ができるかもしれません。しかし，「コンコーダンス」の考え方では，医療者と患者がお互いを尊重しあう関係性をつくろうという点に，単なる消費者主義との違いがみられます。過剰に患者の自己決定・自己責任を強調するわけでも，医療・福祉職の専門性や善意を押しつけるのでもない，両者の考えを適度なバランスで融合することが重要な概念なのです。

筆者らが知る限り，「コンコーダンス」の概念が公式の場に登場したのは1997年のことです。薬の飲み忘れや通院の中断などによるノンコンプライアンスの問題に取り組んでいた英国王立薬剤師会（Royal Pharmaceutical Society of Great Britain）が，ノンコンプライアンスの原因を，患者自身の問題から当事者−援助者の関係性の問題へと視野を広げた報告書「コンプライアンスからコンコーダンスへ（From Compliance to Concordance）」を公表したのです。現在，「コンコーダンス」の概念は，英国王立薬剤師会が扱っていた服薬行動にとどまらず，健康行動における当事者と専門家の関係性やその成果を示す概念へと広がっています。運動，食事，衛生などの幅広い健康行動を取り扱う際の中核概念として，「コンコーダンス」が用いられるようになってきています。

このような背景を踏まえ，「コンコーダンス」の考え方に基づいた患者支援を行いたいという医療・福祉の専門職者に向けて本書を書きました。第1章と第2章では「コンコーダンス」の概念と枠組みに関して，第3章と第4章では具体的な介入やスキルに関して，第5章と第6章では「コンコーダンス」の概念に基づいた実践を行うための工夫に関して，記述しています。本書は，「コン

コーダンス」の概念を知るだけでなく，"できるところから実践する"ことを意識して，そのような構成としました。

　本書の中でも，実践に活用したいと考える臨床家にとって関心が高いであろう第3章と第4章の記述は，英国で地域精神看護師向けに開発された技術集である『コンコーダンス・スキル・マニュアル (Concordance Skills Manual)』という小冊子の影響を強く受けています。『コンコーダンス・スキル・マニュアル』は英国 University of East Anglia の Richard Gray 教授らが開発し，動機づけ面接と認知行動療法で用いられる技法をもとに構成されています。著者の1人である安保は Concordance Skills の前身である Adherence Therapy を日本語にして，著者のもう1人である武藤は Concordance Skills を日本語にして，それぞれ個人的に活用していました。今回，コンコーダンスに関する書籍を出版する運びとなり，第3章と第4章では Gray 教授の『コンコーダンス・スキル・マニュアル』を参考にしつつ，日本人の文化的特性に合わせてスキルを追加しています。具体的には，Gray 教授があげている17種類のスキルに，日本人は自己主張が控えめであることを考慮して，患者の考えを引き出すための問いのスキル【コーピング・クエスチョン】【スケーリング・クエスチョン】【ミラクル・クエスチョン】を，労いの言葉を重視する文化的背景を考慮して【支持と承認を示す】ためのスキルを追加しています。なお，追加したこれらのスキルは解決志向ブリーフセラピーと来談者中心療法で強調されるため，それらの理論的背景を重視した記述にしています。今回の出版にあたって『コンコーダンス・スキル・マニュアル』を参考に記述することを許可してくださった Gray 教授に深く感謝いたします。

　本書では，筆者らのバックグラウンドから「私たち看護師は」と記述している部分もありますが，医療や福祉に従事する専門職者およびそれを志す学生が主たる読み手であることを意識して記述しています。読者の皆さんが，患者や同僚などと協調した関係のもとに医療が展開される醍醐味を味わえることを願っています。

2010年6月

安保寛明・武藤教志

CONTENTS

コンコーダンス
患者の気持ちに寄り添うためのスキル21

目次

はじめに　Ⅲ

第1章　コンコーダンスとは
医療と患者のライフスタイルとの調和

- コンコーダンスとは─「患者の人生は患者のもの」を表明する｜2
- 患者からみたコンコーダンス（調和）の意味｜3
- 医療者からみたコンコーダンス（調和）の意味｜8
- コンコーダンスについて，イメージしてみよう｜12
- 患者にはめざすべき価値観，信念，ライフスタイルがある｜18
- コンコーダンスの概念を技術に｜20

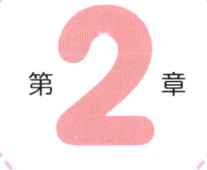

第2章　コンコーダンスへ向かうための［介入］と【スキル】とは

- 介入とスキルはなぜ必要か｜24
- 本書で紹介する［介入］と【スキル】｜25
- 介入を成功に導くためのコツ｜32
- スキルを学ぶ前に…コミュニケーション上達のコツ｜37

第3章 コンコーダンス・スキルを活用した[介入]
6種の「鍵となる介入」

気持ちが患者に向いているか，確認しよう│56
KEY 1　コンコーダンス・アセスメント│58
KEY 2　実践的問題の整理│64
KEY 3　振り返り│70
KEY 4　両価性の探求│76
KEY 5　信念と懸念についての会話│82
KEY 6　先を見据える│88

第4章 コンコーダンス(調和)のための21スキル

基礎的スキル
1　相手の用いている言葉を使う│96
2　オープン・クエスチョン(開いた質問)│98
3　クローズド・クエスチョン(閉じた質問)│100
4　要約│102
5　リフレーミング│108
6　リフレクション(反応の引き出しと応答)│112
7　支持と承認を示す│114

かかわりを進めるためのスキル
8　コラボレーション(協働性を示す)│118
9　反映的傾聴│124
10　面接を相互に関係づける│128
11　アジェンダの設定(面接の枠組みを取り決める)│130
12　柔軟に対応する│132
13　積極的な治療的スタンス│134
14　個人の選択とその責任を強調する│136
15　コーピング・クエスチョン(工夫の問いかけ)│138

鍵となるスキル

16　患者の関心を維持する│142
17　抵抗を最小限にとどめる│144
18　矛盾を拡大する│147
19　情報を交換する│153
20　スケーリング・クエスチョン（得点化の問いかけ）│156
21　ミラクル・クエスチョン（創造の問いかけ）│158

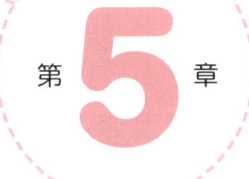

第5章 コンコーダンス・スキルを実践で活用するために

臨床場面で実践を始める前の工夫│165
臨床場面で実践を始める直前から始めたばかりのころの工夫│177
臨床場面で実践を継続するための工夫│180
"壁"に当たった場合のヒント！│182

第6章 コンコーダンス・スキルを組織で活用するために

研修を企画する前に……まず先に考えたほうがよいこと│188
研修を企画する│192
コンコーダンスの理念や研修の成果を見直す│197

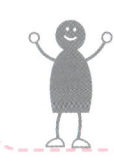

付録　面接用紙（テンプレート）

1　コンコーダンス・アセスメント│200
2　実践的問題の整理│208
3　振り返り│210
4　両価性の探求│211
5　信念と懸念についての会話│212
6　先を見据える│213

索引│214

BOOK Design & Direction
森宏巳／高岡美智子／丸山裕子（クリエイト・ジェイ）

第1章

コンコーダンスとは
医療と患者のライフスタイルとの調和

本章を開こうとしている方の多くは，
「コンコーダンス」という概念について
関心があるのではないでしょうか。
また，その関心には期待と不安の両方がある状態かもしれません。
この章では，コンコーダンスの概念について，
さまざまな角度から述べていきます。

コンコーダンスとは
―― 「患者の人生は患者のもの」を表明する

　コンコーダンス（concordance）とは，「調和」「一致」を意味する英語です。何と何が調和することをめざしているかというと，ひと言でいえば以下のような調和です。

> 患者の価値観やライフスタイルに，
> 患者にもたらされる医療や福祉のあり方が，調和する

　患者がもしも，生命の危機などの重篤な状態にあって，今すぐにある医療処置を受ける必要があるとしたら，患者の価値観やライフスタイルよりも救命が優先されるでしょう。患者の希望を聞く余裕はあまりなく，医療者が専門性に基づいて判断した最善策に基づいて治療が行われます。この場合に患者は，医療者が行う医療やケアに対して協力的に行動することが求められます。たとえば，全身麻酔が必要なオペの直前には食事をとらない，出産時にアプガースコアが極端に低い（生命のリスクがある）新生児にはカンガルーケアは控えて別なケアをする，などが考えられます。あるいは，交通事故で運び込まれた患者に，「あなたの望む暮らしはなんですか」と聞いたところで「とにかく命を助けてください！」となるでしょう。切迫している状況では，患者の冷静な判断を待つ余裕はないので，治療を優先するわけです。

　しかし一方で，患者の状態がある程度安定しているとき，医療者が決めたルールに患者を従わせようとしても，患者によい治療予後をもたらすとは限りません。たとえば，1日1万歩の運動療法が最適だと思われるメタボリックシンドローム予備軍の人が1日8000歩を歩いていたとします。そのとき看護師や医師が，「あなたは1日1万歩歩くのがベストだ」というメッセージを紋切り型に伝えたらどうでしょうか。おそらくその人は「この医療者は，私の努力を理解しようとしていない」という気持ちを抱くことでしょう。そうなったら，1日1万歩どころか，1日8000歩を歩くことにさえ後ろ向きになってしまうかもしれません。

> **図 1-1** コンコーダンス（concordance）の概念の背景にある考え方
>
> ❶ 医療専門職と患者とのあいだで，両者間で明確な意見の一致をもつ。意見が一致したと片方が思ったとしても，それでは十分ではない。
>
> ❷ 医療専門職のほうが客観的で熟達していて合理的であると考えたり，患者のほうが主観的で無知で不合理であると考えることはできない。患者も医療専門職も，それぞれが異なった意見をもつ権利を尊重し，反対意見を受け入れるなど，相互に相手の意見を尊重することをコンコーダンスは基盤としている。
>
> ❸ コンコーダンスでは，患者に決定権を与える。患者が医療専門職に決定を委ねたいと思うなら，それもよい。しかし，もし患者と医師との意見が相違する場合には，患者の見解を優先させる。薬を服用することは一種の実験であり，患者が希望する場合のみ，それを実施することができる。
>
> J・A・ミュア・グレイ（著），斉尾武郎（監訳）(2004)．患者は何でも知っている―EBM 時代の医師と患者．中山書店，182-183．の訳を一部改変

　すなわち，患者にとって有益な医療を展開しようとするならば，私たち医療者は，患者の考えや経験をある程度理解し，それらから逸脱しない医療や医療者であろうとすることが大切です。患者の人生は患者のもの，そのことを医療者もわきまえて尊重し，それを行動や言葉で表明したほうが有益です。このような考え方をもとに，この本ではコンコーダンス（調和）という概念を紹介したいと思っています 図1-1 。

患者からみた　コンコーダンス（調和）の意味

　ここから，患者の立場と医療者の立場の両方から，このコンコーダンス（調和）という話題を扱っていきますが，似たことを繰り返し読むような感覚になるかもしれません。筆者らはこの章をとても重要と考えていて，コンコーダンスがもつ意味をさまざまな角度から述べていきます。ぜひ，第 1 章の最後までお付き合いください。

患者の個性や主体性に配慮する

　私たちは，患者が薬を飲むことや通院することを「当たり前のこと」とみなし，患者が守るべき「暗黙のルール」にしていないでしょうか。まず，以下の対話を読んでみてください。

　患者Aさんは，薬の飲み忘れが原因で具合が悪くなり，看護師Bさんのいる病棟に入院しました。

患者A：この薬，正直言って，あまり飲みたくないんです。
看護師B：そんなこと言っていると，退院してもまた再入院になっちゃいますよ。
患者A：……

　私たちは，薬を飲まない患者に対して，「せんせい（医師のこと）の指示なんだから，飲まなきゃだめですよ！」と言ってはいないでしょうか。または，指導という名のもとで「この薬は○○のために必要なんだから，飲んでくださいね！」と言ってはいないでしょうか。このような発言をすると，おそらく患者は，次のようなことを心に抱くのではないでしょうか。

「あぁ，結局看護師さんに怒られてしまった。ま，医師や看護師が言うことが正しくて，自分の言うことや気持ちなんかどうでもいいのか……やれやれ」

　このような思いを抱いている患者と医療者のあいだには，冷たく深い心の溝ができてしまうのではないでしょうか。その溝は簡単には埋まらず，医療者の思いとは裏腹に，患者は薬を飲まなくなってしまったり，退院後に通院しなくなったりするかもしれません。

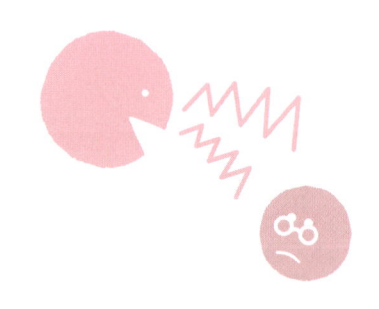

　さて，先ほどの会話に登場した看護師の発言には，患者は医師（医療者）の指示に従うべきという考えが，強く表現されています。このような考え方を「コンプライアンス（遵守）志向」と言います。別な言い方をすれば，薬や治療は医療者が決めた絶対的なルールであり，患者はそのルールを守る人でなければならない，という考えです。

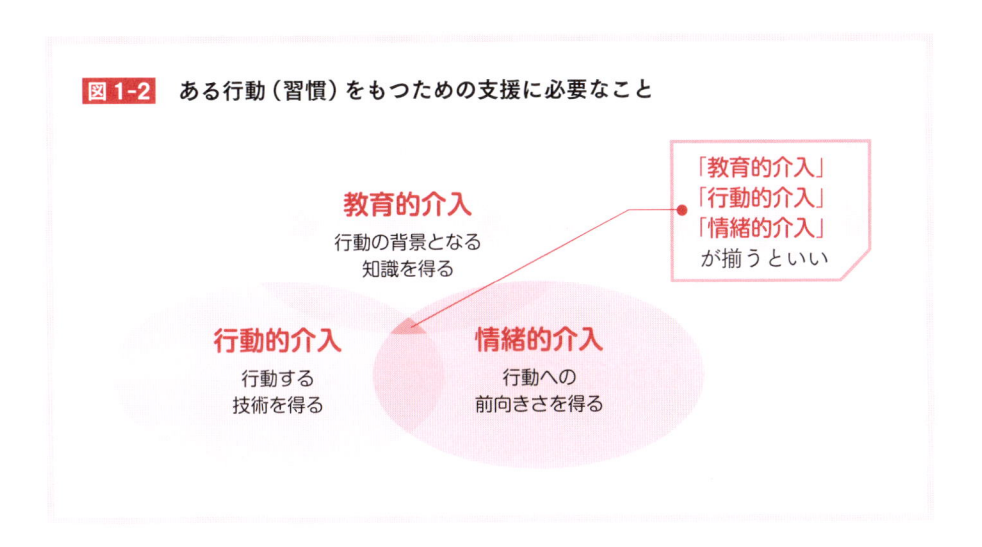

図 1-2 ある行動（習慣）をもつための支援に必要なこと

教育的介入
行動の背景となる知識を得る

行動的介入
行動する技術を得る

情緒的介入
行動への前向きさを得る

「教育的介入」「行動的介入」「情緒的介入」が揃うといい

　しかし，これを患者の立場で考えたらどうでしょうか？　本当に患者は「医療者の決めたルールに従うことを命じられた人」なのでしょうか？
　そうではないはずです。医療を利用するかも含めて，患者の人生に責任を負うのは，基本的には患者自身です。さらに，患者がもつ経験や価値観は，誰の経験や価値観とも同じではありません。患者の抱く思いは，1人ひとりに個性があります。ですから，患者が医療を利用しない理由や背景を否定することは，患者の個性や主体性を否定することにもつながります。患者の個性や主体性を否定せずに医療者と患者の関係を築くほうが，より円滑で適切な医療を展開できるのではないでしょうか。
　このような考え方が特に重視されるのは，HIVや精神疾患など，心理的に受容しにくい疾患をもつ方々でしょう。たとえば，統合失調症患者が服薬に積極的になる（アドヒアランスを高める）ための方法として，教育的介入，行動的介入，情緒的介入があります。海外の研究成果をまとめた結果，教育的介入だけでは服薬に対して積極的になりにくく，教育的，行動的，情緒的介入のすべて含んだ複合的な介入を行うともっとも効果的であることがわかりました **図1-2**。つまり，患者のもつ情緒（気持ち）に対するケアを適切に行うことで，知識や行動の教育的な介入がより意味をもつようになるのです。
　先にあげた患者と看護師のかかわりの例は，患者は情緒的な面を話したかったのに，看護師は行動や知識の問題を指摘してしまったために，両者のあいだに深い溝ができてしまった場面と言うことができます。もしも，情緒面への介入をしようと看護師が思っていたならば，ほかの言い方をすることができたでしょう（なお，どんな言い方が可能であるかは，本書の中で紹介していきます）。

本書で紹介するコンコーダンスという概念は，患者への情緒的介入のためのキーワードです。患者の気持ちを大事にするかかわりであることを表明することで，患者の気持ちと行動が一致しやすくなります。コンコーダンスは，患者と医療者の調和であると同時に，患者の気持ちと行動の調和，さらには患者の未来と現在の方向性の一致をめざすものである，とも言えるのです。

健康行動は当たり前のこと……ではない！

　医療や病院の役割が強く認識されている現代社会では，「病気になったら病院に行くのは当たり前のこと」とみなされています。ですから，私たち看護師も，病気になった人が入院したり通院したり健康行動をとったりするのは「当たり前だ」と思いがちです。

　しかし，よくよく考えてみると，医療を利用するという行動は，生まれながらにプログラミングされているものではありません。歯磨きやスポーツをすること，日記を書くことのように，必要な人が必要と思ったときにとる行動の1つでしかないのです。歯磨きやスポーツ，日記を書くことを習慣にしている人もいれば，そうでない人もいます。習慣にしたいと思っているけれども，習慣になっていない人もいます。そう考えると，医療を利用するという行動も，具体的な行動となるにはなんらかの工夫が必要な場合が多いと考えられます。

　実際，医療を利用するという行動を始めるきっかけやそれを続ける工夫には，多様なものがあるでしょう。その行動をとらないことのリスクや不利益を知って行動を習慣づける人もいれば，その行動による利益や喜びを知って習慣づける人もいます。そのような多様な価値観に対応するには，私たち自身は「患者の支援者」という立場を前面に出してかかわる必要があるのではないでしょうか。すなわち，「患者の価値観に合わせた対話」，つまりコンコーダンス志向のかかわりがこれからの医療に求められるのではないでしょうか。

　こうした考え方が強く求められるのは，糖尿病看護などの健康増進行動の獲得が期待される分野でしょう。たとえばプロチャスカ（Prochaska JO）の汎理論的モデル（The Transtheoretical Model）で行動変化の基盤として用いているステージ理論では，行動の変化を，「無関心期」「関心期」「準備期」「実行期」「維持期」の5つの段階に分類して，それぞれの段階にあわせた保健指導の方法が提示されています。

　ある行動をするようになるためには，「こうあるべき」という姿をイメージす

ることが効果的なときもあれば,「こういうことならばできそうだ」という成功像をイメージすることが効果的なときもあるでしょう。目標だけを考えた健康行動ばかりでなく,現在過ごしている生活行動の中で持続可能・工夫可能な行動を発見することが有益な場合もあるはずです。この動きは,服薬や処方についても重視されはじめています。たとえば,日本高血圧学会は2009年に「高血圧治療ガイドライン」の改訂を行いました。そこでは「コンコーダンス」という言葉が紹介され,「医師と患者が合意に達した診療を行う」という表現が用いられています。コンコーダンスを重視した治療により,アドヒアランスが改善すると考えられています。

傷つきやすい患者の自尊心と看護師の役割

　患者は,私たち看護師やコメディカルスタッフに対して,どのようなことを期待しているのでしょうか。健康や病気に関する情報を多くもっている人,身体的な変化を察知していち早く治療を開始してくれる人,病気や病院と付き合って生きていくにあたって気持ちを保ってくれる人など,さまざまな役割があると思います。しかし,私たち看護師に権威者としての役割を期待される可能性はとても低いと思います。

　医師は「恐れ多い存在」かもしれません。その上に看護師までもが同様の印象を与えてしまったら,患者は萎縮するか憤るかして,自分のことを表現しなくなってしまうでしょう。患者が萎縮してもかまわない,むしろ余計なことを話さないで適切な医療が行われるように従うべきだと考える医療者もいるかもしれません。しかし,患者が自分のことを表現しないことで重大な問題を見逃してしまう事態が多いということも見逃してはいけないと思います。

　医療者の専門的な知識や経験に基づいて「実施すべき」と判断された行動が受け入れられないとき,患者には「支援されたくない」という気持ちが働いている可能性を考える必要があります。なぜなら,「支援される」という事実を受け入れるには,「自分が支援を受けなければならない立場にいる」ということを認識する必要があり,自尊心が傷ついている可能性があるからです。

　患者は自尊心が傷つきやすい状況にいることに配慮して,私たち看護師は患者のもつ価値観や信念を尊重する必要があるのではないかと思います。そうした患者の価値観や信念に寄り添ったかかわりを行うための理念が「コンコーダンス」なのです。

医療者からみた
コンコーダンス（調和）の意味

患者の心理的な障壁を低くする

　患者の生活や予後を医療者が考える際，大きな課題の1つに，患者が医療とのかかわりを継続するかという問題があります。薬物療法を例にあげると，医師からの処方通りに服薬する割合は，50％前後と推測されています（Morrison, 1996）。なお，医療者が行った指示が患者によって実施されないことをノンコンプライアンスといいます。

　医師の処方通りに服薬する割合がおよそ50％である原因はさまざまあるといわれています。疾患に関する理解が不足しているため必要性を感じていない，記憶や認知の障害があって飲むことを忘れてしまう，薬物の副作用が心配である，薬を買うお金を節約するために自分で減らして飲んでいる，医療者に対する不信感がある，生きていく希望をもてない，などが関係するようです。

　たとえばHIVを有する患者は，AIDSの発症を遅らせるためには抗HIV薬の継続的な服用が重要です。その際に私たち看護師がアセスメントすべきことは，処方された抗HIV薬を飲んでいるのか，抗HIV薬を飲むことを患者自身が積極的に考えているか，患者自身の希望や価値観に照らして服薬が邪魔になっていないか，などです。米国では，HIV患者の服薬継続や治療予後を左右する因子として患者の積極性があげられていて，このことをアドヒアランスと表現しています。処方されるままに飲むのではなく，自分自身の積極的な意思で抗HIV薬を飲むと決断することによって，抗HIV薬の服薬が継続されて治療予後もよいというものです。言い換えると，「自分が飲もうと決めた薬は飲むはずだ」という考え方です。

　しかし一方で，薬物の副作用が心配な場合や，医療者に対する不信感がある場合には，どのようにアドヒアランスを高めたらよいのでしょうか。処方に至る経緯を丁寧に伝えたり病状を説明したりするだけでは，薬物の副作用に対する心配は払拭されませんし，医療者に対する不信感があればその説明を受けても効果は期待できないでしょう。

　そう考えると，まずは副作用に対する心配を丁寧に取り扱って心理的な障壁を低くすること，医療者が患者のことを大切にしていると思えるようなかかわ

デメリットを心配しているときにメリットをいわれても，長期的な納得は得られにくい

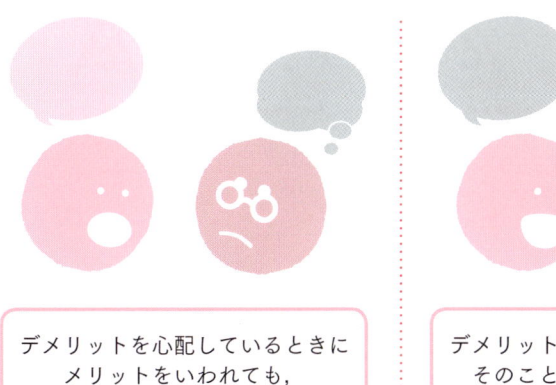

デメリットを心配しているときにそのことを話題にできると，主体性の高い選択ができる

りをすることが，よりよい医療をつくるための1つの重要なステップになるといえそうです。副作用の少ない薬を飲みたいという思いや，実践しやすい健康行動をとりたいという思いは自然なことでしょう。そのような患者自身のもつ考えを明らかにして，そのことに配慮をした医療は，患者にとって長期的な効果をもたらすことでしょう。

実際に行動するのは患者自身

　これまで「患者は問題を提示し，医師はそれを解決する」と考えられてきました。医療者は科学的根拠と専門的な技術を用いて医療を提供してきましたが，健康や医療に関する患者の価値観や信念が考慮されることは多くありませんでした。患者はあくまで問題を提供するだけで解決にはかかわらない，医師や医療者が決めた最適な治療方針に則って協力するもの，と考えられていました。たとえば，外科的な手術は医師にしかできない行為なので，そのために患者もできるだけの協力をすることが望ましいとされてきました。

　しかし，慢性疾患など，患者自身の行動がとても重要な要素となる問題ではどうでしょうか。薬を服用することや，健康行動を実施するのは，ほかでもない患者自身です。また，医療者は患者の健康行動すべてを予見することは困難なので，医療者の見積もった治療や予防のための指示が実際に最善であるかはわかりません。そうなると，医療と患者の関係も変わってきます。患者の価値観や健康行動を尊重した上で医療者は治療法や予防法を提案し，お互いが対等

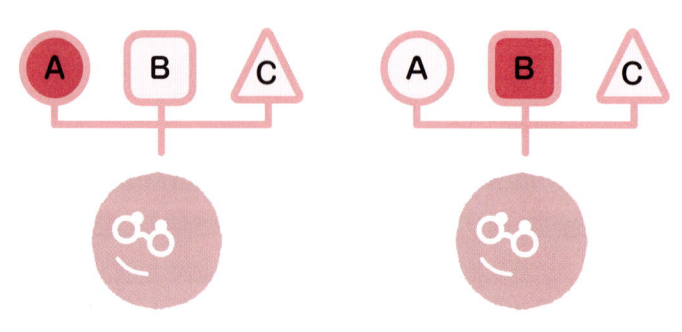

[患者によって，望む行動や経験には違いがある]

な立場で意見を述べた上で患者が最適な行動をとるという方法が適切となります。

コンプライアンスからアドヒアランス，そしてコンコーダンスへ

　患者が実施する医療行動や健康増進行動は，ここまでに述べてきたように，患者の価値観やライフスタイルが大きく影響します。価値観やライフスタイルは，その人の尊厳の中心的な要素です。医療者に対する義務ではなく，信頼感による自発的な行動として患者が価値観やライフスタイルを明らかにするときにはじめて，それらを意味のある情報として取り扱うことができるようになります。そのためには，患者とその支援者である医療者は，できるだけ公平な関係を築く必要があります。

　提供される医療のあり方を決める際に患者にも加わってもらい，積極的に医療とかかわってもらうことをアドヒアランスと表現すると，先ほどHIVの例で紹介しました。このアドヒアランスという表現は，コンプライアンス（遵守）よりは患者の積極的な参加や自律性を重んじた概念です。しかし，アドヒアランスという言葉は「adhere（従う）」という動詞の名詞形なので，「医療者の考えに従ってもらうためには積極的に患者にも参加してもらいたい」というニュアンスが込められた言葉です。それよりも，医療者と患者が対等な関係で意思決定にかかわることを重視した，コンコーダンス（concordance；調和，一致）という理念のほうが生活者である患者へのかかわりとしてふさわしいと思います。

効果の立証された方法であること

　本書で紹介するコンコーダンス・スキルは，単なるコミュニケーションのガイドではありません。適切に組み合わせて使えば，すでにある程度の効果が立証された看護師やコメディカルによる治療的介入として用いることができるものです。医療者にとって強い関心の1つである，医療の継続に対しても一定の効果が期待できる，エビデンスの立証可能な方法です。

　特に精神疾患患者の医療継続に関して，心理社会的介入の研究が多くなされています。Dolderら（2003）のレビューによれば，統合失調症患者が服薬に積極的になる（服薬アドヒアランスを高める）ための心理社会的な介入法は，①教育的介入，②行動的介入，③情緒的介入に大きく分類されていて，この3種の方法を組み合わせることで効果がとても高まるとまとめています。本書で紹介するコンコーダンス・スキルは，この3種の介入の中では③の情緒的介入の要素を強く取り入れた方法です。別な表現をするならば，コンコーダンス・スキルを活用したかかわりをする際に，並行して教育的な介入や行動的な介入を行えば，医療の活用に対して患者が前向きになる可能性が高いです。

　情緒的介入の研究例として，英国の看護学分野の研究者であるKempらが行った統合失調症患者向けの治療的な介入（Kemp et al., 1996, 1998）を紹介しましょう。Kempらの行った方法はコンプライアンス・セラピー（Compliance Therapy）と呼ばれる方法で，第3章・第4章で紹介する【矛盾を拡大する】［信念や懸念についての会話］などを行っています。その結果，コンプライアンス・セラピーに参加した群が支持的精神療法を行ったグループと比べて，病識，治療に対する態度，他者評価による服薬アドヒアランスが，18カ月後のフォローアップ時点においても介入後の水準を保っていて，GAF（Global Assessment of Functioning；機能の全体的評定）が改善し，再入院までの期間が有意に長かったことがわかりました。これらの結果から，コンプライアンス・セラピーは忙しい臨床現場において効果をあげることができる実用的な方法であると結論づけられています。

　ただし，類似の方法を用いた別の研究者の介入では，著しい成果はあげられていません。つまり，誰がどのように行っても成果があがるとはいえないので，介入者のトレーニングや方法の工夫がある程度必要となりそうです。いずれにせよ，少なくとも精神疾患患者の服薬アドヒアランスの分野では，介入者の技術や方法を適切にすれば患者への効果が期待できる方法だといえるでしょう。

コンコーダンスについて，イメージしてみよう

　コンコーダンスについて考えてもらうために，例を３つあげたいと思います。コンコーダンスの考え方とその意味を一緒に考えてみてください。

歯磨きをすること

　さて，まずは私たち自身の生活の中で考えてみましょう。皆さんは，１日１回，２回，３回のいずれかはわかりませんが，かなり多くの人が１日１回以上の歯磨きを行っているのではないでしょうか。フロスや歯間ブラシを使っている人もいるでしょうし，フッ素入りのうがい液を使っている人もいるでしょう。

　皆さんにはぜひ，皆さんの歯磨き行動が「権威者に決められたことの遵守（コンプライアンス）」なのか，「積極的に自己決定したことの継続（アドヒアランス）」なのか，「自分のライフスタイルとの調和（コンコーダンス）」なのかを考えていただきたいのです。そして，どの状況であったら，あなたにとって快適で順調に歯磨きが実施できそうか，イメージをしていただきたいのです。

　あなたの歯磨き行動は，自分より権威のある誰かに決められたルールを守っているという感覚の行動でしょうか。つまり，「あなたは１日〇回歯磨きをしなさい」と誰かに言われて，そのルールを守っているのでしょうか。もしそうだとしたら，１日１回か２回の歯磨きをしている人は，１日３回の歯磨きをしている人に比べて，何かが欠けていたり劣っていたりするでしょうか？

　おそらく，そうではないとお考えの人が多いと思います。私たちは，「歯磨きによる予防効果は，１日２回でも十分だ」「１日３回の歯磨きをしようにも，昼には歯磨きをするための時間や空間の余裕がない」などの当事者なりの合理的な判断があって，歯磨きという予防的な健康行動を選択していると思います。

　ここで，厚生労働省から委託を受けて8020推進財団が行った2004年度の調査結果を紹介します（8020財団，2005）。小中学生の歯磨き習慣は「１日３回以上歯磨きをする」と回答した割合は16.1％，「１日２回歯磨きをする」が60.5％ともっとも高く，「１日１回歯磨きをする」が19.3％であり，１日１回以上歯磨きをする割合は95.9％です。そう考えると，かなり多くの人が歯磨き

をしていることがわかります．一方で，自宅で過ごすと思われる朝と夕食後ともに歯磨きをする人ばかりではないことがわかります．歯磨きをすることの予防的意義はほとんどの日本人が感じているのにもかかわらず，3回の食事のあとすべてに歯磨きをする人の割合は，小中学生で2割に満たないのです．

　さて，このようなデータを踏まえて，改めてお聞きします．皆さんは歯磨きを1日何回行っていますか？　そして，皆さんは歯磨き行動をどのようにしたいとお考えでしょうか？　また，全国の小中学生の歯磨き習慣を知り，どのように感じましたか？　もっと歯磨き習慣をつけるように指導すべきと思いましたか？

　ここで，今度は別のデータを紹介します．プラークコントロールの観点でいうと，プラークの形成から酸や毒素が排出されて歯に影響を及ぼすまでには24時間以上かかるといわれています（小西ら，2006）．言い換えると，1日1回の適切なプラークコントロールを行えば，十分に虫歯予防はなされるのです．つまり，私たち歯磨き当事者の行動を無理に1日3回へと変容させる必要はなく，自身のライフスタイルに沿って歯磨き行動を選択してかまわないといえるでしょう．

　このことを踏まえて，皆さん自身の歯磨き行動はどのようなものにしたいと思いましたか？　皆さん自身のライフスタイルに照らし合わせると，歯磨きはどんなタイミングで，どのような方法で行うとよさそうですか？

　このように，新たな事実がわかると，それに伴って最適と考える健康行動は変わってきます．また，自分のライフスタイルでの歯磨き行動の取り入れ方も，自分自身が知っている歯磨きに対する知識と，自分自身の生活パターンに影響されていることがわかると思います．

　もし，歯科医や歯科衛生士に指示された歯磨きの行動があなたのイメージしていたことと違う場合には，どんな方法で自分を納得させますか？　たとえば，あなた自身は「1日1回の歯磨きをすれば大丈夫」と思っているのに，歯科医から「あなたには磨き残しがありそうだから，1日3回，しっかり歯磨きしてくださいね」と言われ，しかもあなたが昼の時間を過ごす場所には水道があまりなくて，歯磨きをすることが困難だとしたら，あなたはどのように考え，行動しますか？　おそらく，以下の3つではないでしょうか．

❼「なぜ，1日3回必要なんですか？」
　と質問し，答えを聞いて歯磨きする工夫をする

❶「そうですね，やってみます」
　とその場をしのぐ返答をする一方，昼の歯磨きはしない
❷「昼は歯磨きしにくい環境です」
　と話してみて，歯科医がどんな反応をするかをみる

㋐「なぜ，1日3回必要なんですか？」について

　もしも，「なぜ，1日3回必要なんですか？」と歯科医に質問をして納得の得られる答えがあれば，あなたは歯磨きをしようとするかもしれません。それはまさに「アドヒアランス」に基づく健康行動になります。自分が主張したり質問したりして，医療者と約束をして，その自分で決めたことを行動する，という方法です。

　ただし，この方法を選択するときの最大の不安材料は，歯科医があなたの納得するような理由を話すかにあります。もし歯科医が「わざわざ質問するなんて，私のアドバイスが聞けないのか?!」と思っていたら，「まぁ，あなたがそう言うのなら，それでもいいですけどね…」とか，「私の提案を疑っているんですか？」とか，あなたを不安にさせるような発言をするかもしれません。医療者が，患者の考えを尊重する姿勢をもっていないと，患者は必要のない不安を感じたり，自分が医療者に主張したことを後悔する可能性があります。アドヒアランスを高めるためには，医療者が患者の考えを尊重する行動・言動をとることが必要なのです。

㋑「そうですね，やってみます」について

　この方法は，相手に対して自己主張をしない方法です。その場では対立しないで済む方法なので，上司や権威のある人と接するときには多くの人がこのような方法を用いるのではないでしょうか。この方法は，場面が収まる上に自身でよい解決策が一応わかってはいるので，一見すると最良の方法に思えます。しかし，本当にそうでしょうか？

　実はこの方法は，患者（あなた）にとっては「歯科医に対して譲ってあげたんだ」という気持ちや「主張しても意味がないものなぁ」という自尊心の傷つきを経験することになります。その場面での対立を回避した一方で，あなたの感情にはなんらかのダメージが残ることになり，結果的に歯科医のところに通院しなくなったり，次の診察では自分の考えを話すことをしなくなるでしょう。このようなコミュニケーションのパターンは「ノンアサーティブ」といい，

関係破綻のリスクをはらむといわれています。

　病院に通院する多くの患者は，このようなコミュニケーションをとっている可能性が高いと思います。このような場合，患者は医療者の指示に従っていないため，「ノンコンプライアンス（遵守していないこと）」ということになります。ちなみに精神疾患領域の有名な研究で，医療者が見積もる服薬率と患者が正直に報告した服薬率には30％近い差があったといいます（Cramer & Rosenheck, 1998）。ちょうど，1日3回の歯磨きを1回しないくらいの違いといえそうです。

●「昼は歯磨きしにくい環境です」について

　自分の状況を正直に話すことで，医療者がどんな反応をするでしょうか。ここで医療者が答えるとしたら，2種類の答えが考えられます。1つは「歯磨きする工夫をしてください（しましょう）」，もう1つは「では，昼の歯磨きをしないでもプラークコントロールできるような方法を考えましょう」というものです。

　このとき，歯科医があなたの状況をよく聞いて工夫を考えれば，おそらくあなたにとって快適で，歯科医から見ても納得のできる歯科衛生活動ができるようになるでしょう。あなたの生活背景に適した行動が形成されれば，おそらくあなた自身も納得して，前向きに歯磨きをすることができるでしょう。実際に行動する人の状況や気持ちに即した対話ができると，お互いの気持ちが前向きになるものです。それが，「コンコーダンス（調和）」をすることの利点だと思います。

薬のことになると話をはぐらかすCさん

　続いて紹介する場面は，患者になんらかの考えや理由があって，ノンコンプライアンスの徴候が見られる場面です。

　大腸（S状結腸）腫瘍摘出術後5日目の患者Cさん。縫合不全を示す徴候は発生していないため，食事も開始された。5日目に水様便が排泄される。術後3日目から，降圧剤（食後）と整腸剤（食前）が処方された。術後4日目から，日勤帯でのCさんの担当は，新人看護師Dとなった。術後6日目に新人看護師Dが，食前の薬として処方されている整腸剤（漢方薬）を患者に届けに行った。

看護師D：Cさん，いつもの食前のお薬ですよ。
　患者C：ああ，そこに置いといて。
　看護師D：お水，お持ちしましょうか。
　患者C：いや，いらない。
　看護師D：でも，この薬は水がないと飲めないですよ。
　患者C：まぁ，食事のときに飲むからさ。

　気になった看護師Dが食後にCさんのもとを訪れると，Cさんのベッドサイドに整腸剤がなく，ゴミ箱にも薬包がないままだった。Cさんに聞くと，曖昧な返事。看護師Dがナースステーションに戻ってリーダー業務をする看護師に報告すると，「ちゃんと整腸剤の意義を説明しつつ，Cさんの話を聞いてみないとね」と。

　看護師DはCさんに，整腸剤のことを話題にして，Cさんと次のような会話をしました。

　看護師D：Cさん，整腸剤に飲みにくさとか不便さを感じていませんか？
　患者C：えっ，なんでそういうこと聞くの？
　看護師D：整腸剤の話になるとはぐらかすような感じになるので，何か気になることがあるんじゃないかと思ったんです。
　患者C：まぁ，せっかくだからDさんには言うけれど，あの薬って，水をたくさん飲まないと飲めないじゃない。
　看護師D：たしかに，粉薬ですし，2包出てますからね。あっ，ひょっとしてそれが気になっているんですか？
　患者C：だって，まだほとんどトイレで出てないんだよ。水ばっかり飲んでたら，いつまでたってもあんな便になっちゃうよ。
　看護師D：なるほど，水を飲むのが気になっていたんですね。
　患者C：このこと，他の人には言わないでくれる？
　看護師D：それでもいいんですけれど，Cさんの考えをチームで共有したほうがよい工夫ができそうなので，チームで共有したいです。
　患者C：そうか，まぁわかったよ。別に薬が嫌いなわけじゃないって言っておいてくれ。
　看護師D：はい，薬が嫌なんじゃなくて，水を飲むことが気になっていたと伝えます。
　患者C：よろしく頼むね。

もし，この一連のかかわりで，リーダー看護師が「整腸剤の意義を説明し，飲むように指導して」と看護師Dに指示していたらどうなっていたでしょうか。おそらく，Cさんの思いはわからなかったでしょうし，それ以降も薬がどこかへ消えていたでしょう。看護師DがCさんの心配事を知ろうとする姿勢を表明したから，このようなことがわかったのだと思います。

　ちなみに，そのあとの展開を紹介します。そのかかわりの直後のチームカンファレンスで，整腸剤の優先度があまり高くないことや患者の思いを優先することの利点を評価して，整腸剤の処方が取りやめになりました。その翌日には，患者から「今日は普通っぽいのが出たから，水も飲もうかと思うよ」という報告があって，整腸剤が再開されたそうです。

　ノンコンプライアンスの徴候が見られたときには，ただ単に知識を与えるだけではなく，具体的な困難や心配事の解決をめざすことが有効である，そういった例だと思います。

生きる希望と目標に出会った男性

　続いて考えたいことは，病との付き合いにおいて重要なことです。それは，患者の生きがいや希望，医療以外の強みや資源を優先順位の上位に置くべきだということです。

　たとえば，ターミナルのがん患者を考えてみます。ターミナルのがん患者に処方される薬や治療は，病の根絶ではなくて，痛みを和らげるためのものになると思います。残りの人生を快適で安楽に過ごすための方法が優先されるわけですが，それはコンコーダンスの概念に照らして表現すると「快適で安楽に過ごすという価値観や生活の希望に合わせた医療の提供」です。すなわち，患者の価値観や生活の希望に合わせた医療や福祉の提供が必要な例，といえます。

　そのような例は，何もターミナルのがん患者だけに適用されるものではないと思います。たとえば糖尿病や高血圧，精神疾患，小児期に発症する慢性疾患のような，長期にわたって向き合うことが必要な疾患も同様でしょう。それらの疾患では，「最適な医療」は「最善の治療効果をもつ医療」とは，必ずしもいえません。患者が考える暮らしの実現のためにもっとも有効と思われる医療やサービスこそが，「最適なもの」といえるでしょう。

　つまり，患者の生きる希望や目標や価値観を知った上で，その強みが活きるようにかかわれば，おそらく患者は「患者」と呼ぶにはふさわしくなくなり，1

人のいきいきと暮らす生活者として地域で過ごすようになるでしょう。

ここで私が知っている，ある男性を紹介します。その男性は精神科のある病院にうつ病の診断で入院し，病院で数か月を過ごしていました。その男性は看護師から渡された薬を，目を合わせることなく飲み，退院したいと話すこともなく過ごしていました。「薬を飲んでも飲まなくても，どうせ病院にいるんだから同じだ」と話して，自分の人生を諦めているようにも見えました。その後，彼に変化をもたらしたのは，彼の友人でした。彼の入院を知った友人は病院へ見舞いに来て，以前にやっていたタクシードライバーの仕事を一緒にしたいと話したのです。私には，その日を境に，彼の目の奥で何かが光っているように見えました。彼はその後ほどなく退院して，アパートに暮らしています。そういった例を考えても，生きる希望に焦点を当てて医療とのかかわりを考えることがより重要であり，私たち看護師にとって必要ではないかと思います。

患者にはめざすべき価値観，信念，ライフスタイルがある

ここまで，コンコーダンスの概念を医療と患者の関係性（コンプライアンス，アドヒアランスとの対比）で紹介してきました。

コンプライアンス，アドヒアランスは，患者の状態を評価するための用語でした。それはつまり，コンプライアンスには「最適な医療は医療者が決定するので患者はそれに従うべき」という前提があり，アドヒアランスにも「最適な医療者-患者関係を作るように医療者は行動しているので患者も熱心に参加するべき」という前提があるからです。このような前提からは，患者が医療や健康行動を中断するとノンコンプライアンス（不遵守）といわれ，その原因は患者の無知や無理解とされ，医療者が正しいことを伝えて患者はそれを守るべきという役割関係が形成されがちです。

コンプライアンス，アドヒアランスという用語や考え方は，救急や急性期の医療では現実的な解決方法として必要とされます。治療を選択するまでの時間が短い場合や治療を選択するためのコミュニケーションが困難な場合などには，医療者は治療の意思決定を患者から委ねられているという前提のもとに治

図 1-3 コンプライアンス，アドヒアランス，コンコーダンスの比較

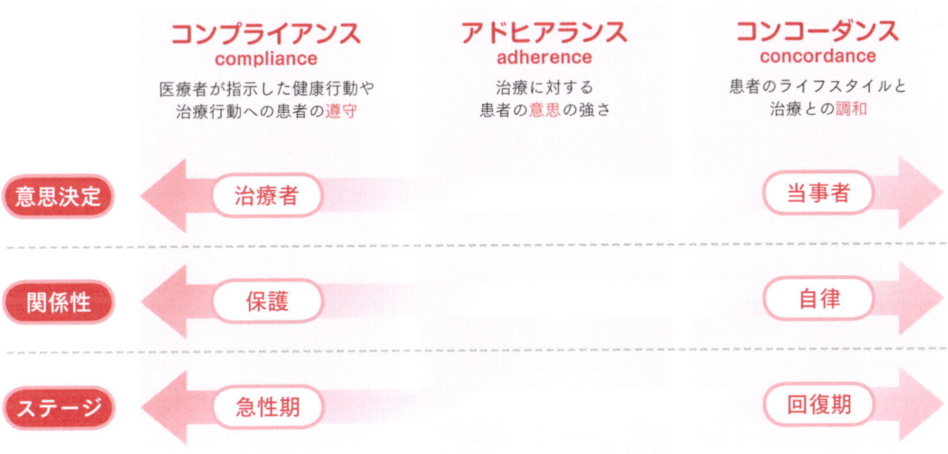

	コンプライアンス compliance	アドヒアランス adherence	コンコーダンス concordance
	医療者が指示した健康行動や治療行動への患者の遵守	治療に対する患者の意思の強さ	患者のライフスタイルと治療との調和
意思決定	← 治療者		当事者 →
関係性	← 保護		自律 →
ステージ	← 急性期		回復期 →

安保寛明 (2009). コンコーダンス・スキル概論. 精神科看護, 36 (11), 19-26. をもとに作成

療的判断をすることになります。また，疾病を受容するのが困難な病気の場合には，患者自身が病と向き合う（付き合う）覚悟をもつ必要があります。その場合には，医療者は専門的知識に基づいて推奨される事項を患者に伝えることが重要で，患者はそれを実践するか考慮することが必要になります。

　一方で，コンコーダンスの考え方は，医療の先にある患者の暮らしや人生を考えるときになくてはならないものだと思います。「患者には，患者自身がめざすべき価値観や信念，ライフスタイルがあるので，それらに医療者が協調することで調和関係を作るべきなのだ」という考え方です。「説明と同意」などに代表される，一方的な情報伝達の使い分けではなくて，対話や選択をもとにした双方向性をもった関係が，コンコーダンスを活用した医療者と患者の関係です。患者自身の考えを医療者がいったん受け入れて，場合によってはその患者の考えを支持して具体的な対応の変更も考慮する，これがコンコーダンスを進める際の重要なかかわり方です。

　コンコーダンスの概念が必要になる慢性期や回復期の医療では，患者は自分の信念を主張したり交渉したりする自発的・自律的な存在であり，急性期医療にありがちな「すべてを医療者に任せて患者は追認する」という存在ではなく

なっています。この場合，医療者は，患者と協調しようとする1人の人間でもあります。病気や障害にとどまらず，当事者がめざす人生全体を見据えて，対話をすることが私たち看護師の役割になるでしょう 図1-3 。

コンコーダンスに基づいた関係は，医療者は患者の人生に対して，患者は医療者の専門性や人間性に対して，お互いに敬意をもって協力するものです。つまり，権威と専門性だけに頼って患者をコントロールするのではなく，患者自身の自律性や回復力に委ねて，必要な支援をするという考え方です。また，服薬や通院はさまざまな理由や支援によって行われるということを明らかにして，適切に医療者がかかわるための1つの方法です。

コンコーダンスの概念を技術に

さて，患者の価値観やライフスタイルを尊重して協調するためには，私たち看護師には専門的な理解と対話のための面接技術が必要です。つまり，ただ単に，コンコーダンスという理念や概念を知っているだけでは不十分で，対人援助職としてかかわるためのコミュニケーションの技術をもっていることが重要

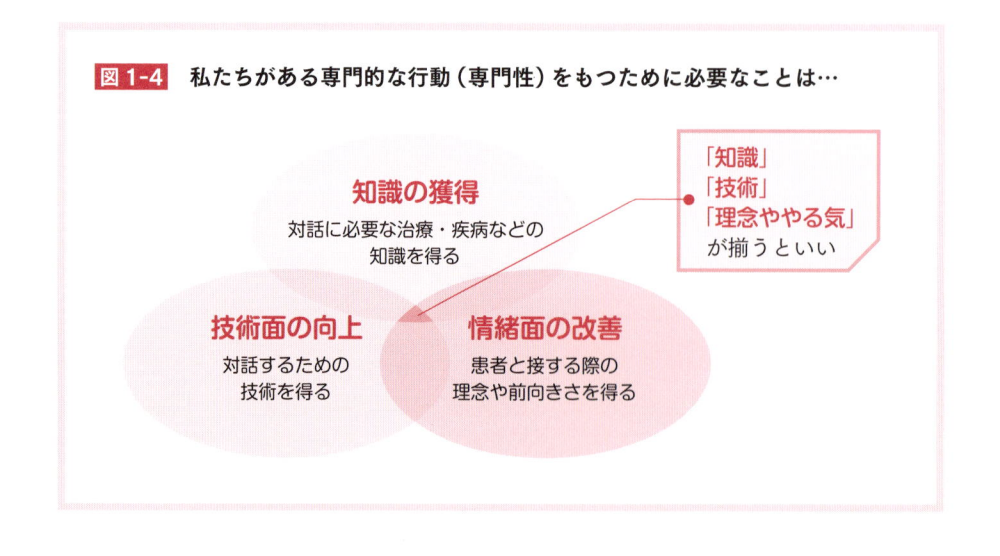

図1-4 私たちがある専門的な行動（専門性）をもつために必要なことは…

知識の獲得
対話に必要な治療・疾病などの知識を得る

技術面の向上
対話するための技術を得る

情緒面の改善
患者と接する際の理念や前向きさを得る

「知識」
「技術」
「理念ややる気」
が揃うといい

です。それはちょうど，患者がよりよい健康行動を獲得するまでに「教育的介入による知識」「行動的介入による技術」「情緒的介入による理念や動機」を必要とするように，私たちもよりよい医療者としての行動を獲得するまでに「患者と対話する際に必要となる知識」「患者と対話する際に必要な対話技術」「患者と対話することに前向きな理念」が必要になると思います 図1-4。

医療者と患者の双方が，両者の信念を一致させる行動をとることで協力が促進され，最終的には患者の生活状況により見合った治療計画ができるようになるでしょう。そのためには，具体的で計画的なコミュニケーションの実践が必要になります。

そこで，本書では，コンコーダンスの理念を実現するために有効な介入とスキル全体を「コンコーダンス・スキル」と呼び，順次紹介していきます。

● 文献

- 8020推進財団（2005）．歯磨き習慣に関するアンケート調査報告書—学齢期におけるフッ化物配合歯磨剤の使用状況．http://www.8020zaidan.or.jp/pdf/jigyo/hamigaki.pdf
- 安保寛明（2009）．コンコーダンス・スキル概論．精神科看護，36(11)：19-26．
- Cramer JA, Rosenheck R (1998). Compliance with medication regimens for mental and physical disorders. Psychiatric Service, 49(2), 196-201.
- Dolder CR, Lacro JP, Leckband S, et al.(2003). Intervention to improve antipsychotic medication adherence：review of recent literature. Journal of Clinical Psychopharmacology, 23(4)：389-398.
- JAミュア・グレイ（著）／斉尾武郎（監訳），丁元鎮，栗原千絵子，平田智子（訳）（2004）．患者は何でも知っている—EBM時代の医師と患者．中山書店．
- Kemp R, Hayward P, Applewhaite G, Everitt B, David A (1996). Compliance therapy in psychotic patients：randomised controlled trial. British Medical Journal, 312 (7027), 345-349.
- Kemp R, Kirov G, Everitt B, Hayward P, David A (1998). Randomised controlled trial of compliance therapy：18-month follow-up. British Journal of Psychiatry, 172(5), 413-419.
- 小西郁理，星野倫範，出口範子，斎藤幹，藤原卓（2006）．ミュータンスレンサ球菌の定着による口腔細菌叢の推移とPCR法による確認．小児歯科学雑誌 44(2), 168
- Morrison DP (1996). Management of treatment refractory schizophrenia. British Journal of Psychiatry. 31：15-20.
- ピーター・Gノートハウス，ローレル・Lノートハウス（著）／信友浩一，萩原明人（訳）（1998）．ヘルス・コミュニケーション—これからの医療者の必須技術．九州大学出版会．

第2章
コンコーダンスへ 向かうための [介入] と 【スキル】 とは

本章を開こうとしている方は，コンコーダンスへ向かう看護に関心をもっているということですね。
患者とともにコンコーダンスをめざすプロセスは，とても有意義で心が躍る経験になると思います。
ここでは【スキル】や [介入] に対する考え方を紹介します。

患者と医療の関係がコンコーダンス（調和）に向かうためには，ただやみくもにコミュニケーションをとればよいというものではなく，ある程度の具体的な介入や技術（スキル）が必要となります。今までは「患者が理解していないから」「患者が自分で考えるべきこと」と言って私たちがかかわらなかったことにもかかわっていくのですから，私たち看護師側には専門的なスキルや工夫が必要になってくるのです。

　本書では，患者との調和関係をめざすための専門的なスキルや介入を総称して「コンコーダンス・スキル」と呼んでいます。第1章では，主に「コンコーダンス」の概念を紹介しました。第2章では，主に【スキル】や［介入］に対する考え方を取り上げます。すなわち，コンコーダンス・スキルにおける［介入］や【スキル】の全体像，重要な前提要素などを解説します。そのうえで，第3章では［介入］を，第4章では【スキル】を紹介していきます。

介入とスキルはなぜ必要か

　介入，スキル。どちらも，私たちが普段行っている何気ない対話には似つかわしくない言葉です。

　「介入をしようとすると，患者と不自然にかかわることになってしまうかもしれない」「スキルなんかよりも大事なことがあるんじゃないか」——そんな心配を抱いている人もいるのではないでしょうか。そんな人にこそ，以下のことをお伝えしておきたいと思っています。

　医療や福祉に従事する人々は，専門職であるべきだと思います。人を支援する専門職として，コミュニケーションについての何かしらの専門性があるとよいと思います。この本で「スキル」と呼んでいるものは，翻訳すれば「技術」ですが，筆者は「型」だと思っています。「型」というと堅苦しく感じるかもしれませんが，柔軟で心地よく相手に響くためには，ぎこちなさやわざとらしさは少ないほうがよいです。そのためには，「型」が相手に見えすぎないことが重要です。歌舞伎や茶道や落語で，1つひとつの技が明確に区切られていたら，受け手は興醒めでしょう。達人たちは「型」を流れるように組み合わせたり，あ

えて「型破り」をすることで，自分らしい芸術的な所作を披露しています。

　では，「型破り」の前提にあるものはなんでしょうか。皆さんはお気づきでしょうが，「型を知っている，できる」ことが「型破り」の前提なのです。型を知らずして荒唐無稽な所作をすると，それは単なる「形無し」であって，見苦しいものとなるでしょう。つまり，「型」を知り，熟練した上での応用なのです。

　私たち看護師は，技（わざ）を組み合わせて，患者になんらかの影響を与える専門職であることに誇りをもってよいと思います。本書で［介入］としているものは，患者に好影響を与えうるものと確信しています。相手に合わせた介入を実施できるようになるためには，まず，一定の「型」を知って応用することが必要なのです。

本書で紹介する ［介入］と【スキル】

鍵となる介入

　治療や健康行動に消極的な患者と私たちが協調して，患者の考える価値観や生活像に調和した医療や健康行動を行っていくためには，いくつかの挑戦が必要になります。それをコンコーダンス・スキルでは6種類の［介入］を通じてめざします。

　ここでいう「介入」とは，私たちが計画的に治療的意図をもって患者に対してかかわることをいいます。ですから，後述しますが，事前に両者のあいだで合意が得られていたほうがよいですし，それが患者の回復や前向きさにつながる可能性が高いと医療者側が確信している必要があると思います。

　6種の［介入］は，以下の通りです。
①コンコーダンス・アセスメント
②実践的問題の整理
③振り返り
④両価性の探求
⑤信念と懸念についての会話
⑥先を見据える

③ 振り返り
④ 両価性の探求
⑤ 信念と懸念についての会話
② 実践的問題の整理
⑥ 先を見据える
① コンコーダンス・アセスメント

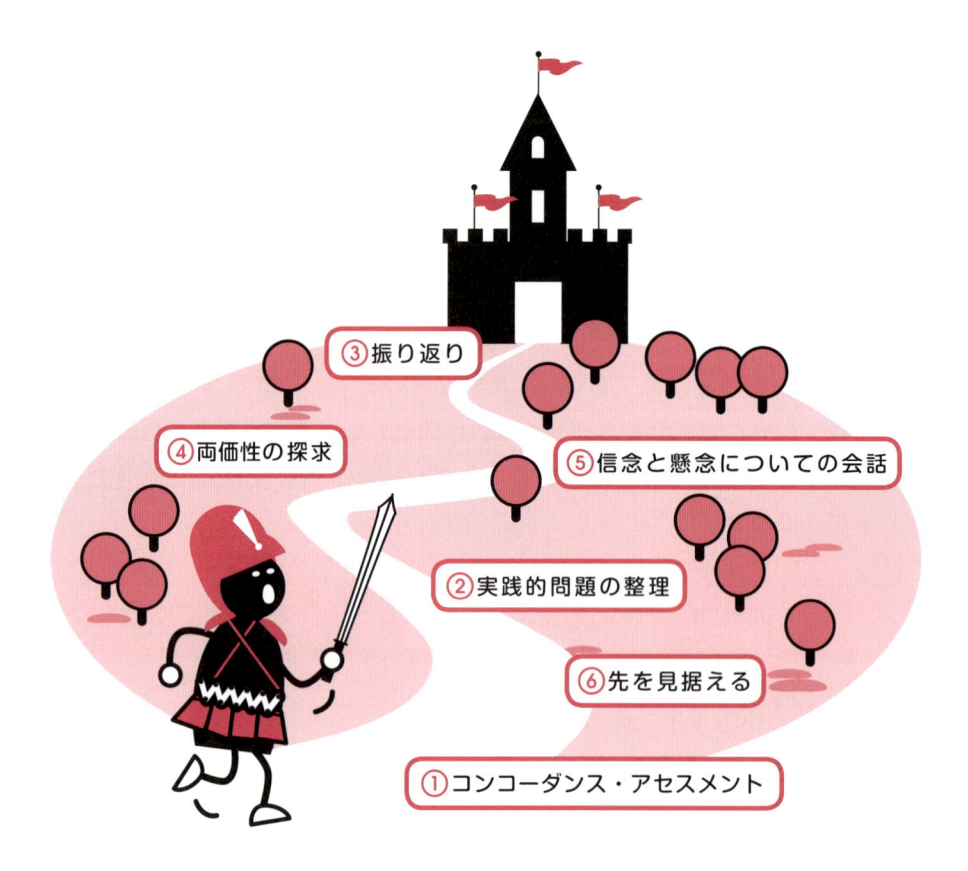

　これらの具体的な方法は第3章で紹介しますが，［介入］を行う際には，ある程度の意図や判断が必要になります。また，6種類の［介入］のすべてを行わなければならないというものでもありません。その患者の必要に応じて［介入］を考え，患者との同意のもとで時間をとって対話をする，というのが基本的な手順です。

　患者との協働や調和をめざすまでには，さまざまなハードルがあります。そのハードルを乗り越えて患者との調和した関係をめざすわけですが，6種類の［介入］のうちいくつかを適切に経験することで，その可能性が高まります。

［介入］に必要な【スキル】

　患者と医療の関係が調和に向かうためには，ただ単に介入すればよいというものではありません。状況に応じて対話技術（スキル）をタイミングよく使うことで，介入や普段の看護活動がより有益なものになることでしょう。具体的なスキルとしては，以下の21種類をコンコーダンス・スキルとして本書では

取り上げ，第4章で紹介します。

基礎的スキル
1. 相手の用いている言葉を使う
2. オープン・クエスチョン（開いた質問）
3. クローズド・クエスチョン（閉じた質問）
4. 要約
5. リフレーミング
6. リフレクション（反応の引き出しと応答）
7. 支持と承認を示す

かかわりを進めるためのスキル
8. コラボレーション（協働性を示す）
9. 反映的傾聴
10. 面接を相互に関連づける
11. アジェンダの設定（面接の枠組みを取り決める）
12. 柔軟に対応する
13. 積極的な治療的スタンス
14. 個人の選択とその責任を強調する
15. コーピング・クエスチョン（工夫の問いかけ）

鍵となるスキル
16. 患者の関心を維持する
17. 抵抗を最小限にとどめる
18. 矛盾を拡大する
19. 情報を交換する
20. スケーリング・クエスチョン（得点化の問いかけ）
21. ミラクル・クエスチョン（創造の問いかけ）

　これら21種類の【スキル】を活用して，介入や普段の臨床活動を円滑に行うことができます。

［介入］と【スキル】の関係

　介入とスキルの関係は，いわば，料理をする際のレシピと調理技術のような関係にあります。たとえば，スーパーマーケットでカレールーを購入すると，カレーの作り方が書いてあります。あるカレールーの裏側に書いてあるレシピは，以下の通りです。

5人前のカレーをつくるための材料と作り方
肉（250g），玉ねぎ（中2個），じゃがいも（中2個），にんじん（中1本）
❶肉と野菜を切ります。
❷肉と野菜を炒め，炒め終わったら水を入れます。
❸ある程度煮立ったら，アクをとってさらに煮込みます（15分程度）。
❹煮込まれたらルーを入れ，ひと煮立ちしたら出来上がりです。

　とてもシンプルですが，とりあえずカレーを作ることはできそうなレシピです。
　一方で，小学生向けの家庭科の教科書では，野菜の切り方や調理のコツについても書かれています。たとえば，人参とじゃがいもの乱切りの仕方，玉ねぎをみじん切りする場合の切り方，アク取りの方法などが紹介されています。これらの「乱切り」「みじん切り」「あく取り」などは，カレーを調理する際にあると便利なスキル（調理技術）です。
　ちょうど，本書で紹介する［介入］と【スキル】の関係も，このカレー作りの手順と，調理技術の関係に似ています。［介入］の手順やコツを知っていると，目的をもったかかわりをスムーズに行うことができるでしょう。また，【スキル】を習得していれば，より効果的な［介入］を行うことができるでしょう。
　つまり，【スキル】は，ちょうど，ロールプレイングゲームの冒険者がもつ武器や道具，得意技のようなものです。1つひとつがいつ役に立つかは道具や得意技によって違っていて，それと同じように，必要な場面がきたときにその【スキル】を使えば，きっと患者との協働関係を作る助けになるでしょう。
　本書では，［介入］と【スキル】を以下のように定義づけます。

本書での［介入］
　患者と医療者の両者，または医療者に治療的な意図があって行われるかかわ

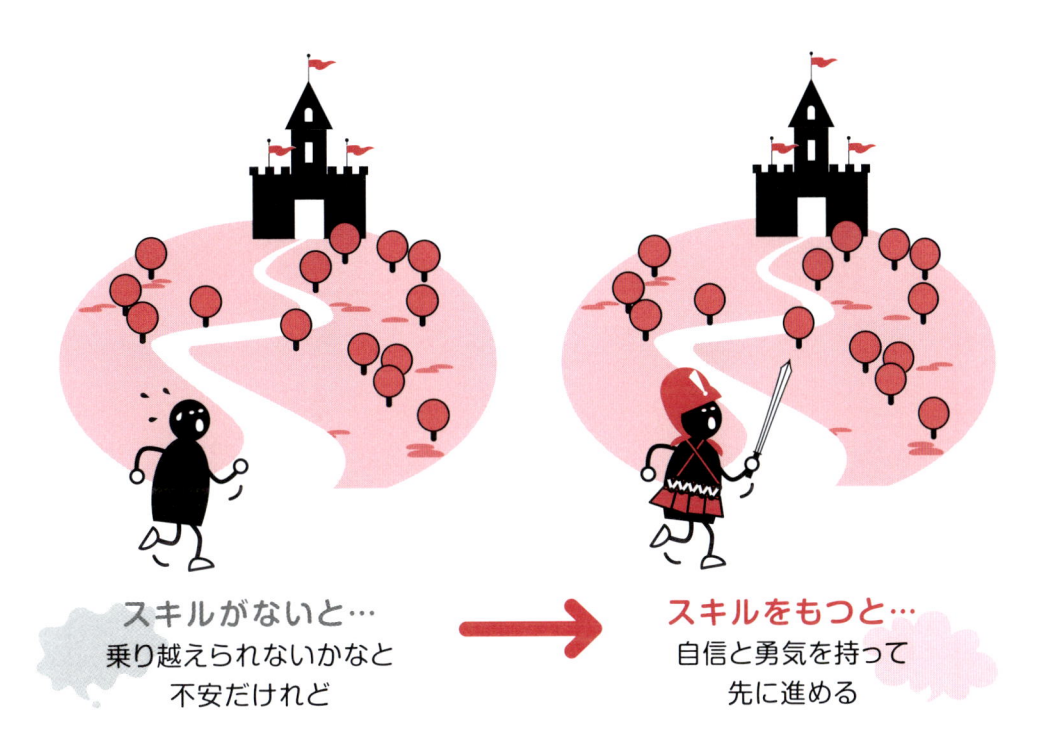

スキルがないと…
乗り越えられないかなと
不安だけれど

スキルをもつと…
自信と勇気を持って
先に進める

りのひと単位。介入によって，なんらかの治療的変化が起こることを目標とする。目的に応じたかかわりの工夫がなされることが多い。患者に治療的成果がもたらされることが重要なので，介入の指針は守られつつも具体的な方法は患者に応じてアレンジされることが多い。

本書での【スキル】

介入や通常のコミュニケーションを行う際に実施される，かかわりの技術。この本で扱っている【スキル】は，質問の仕方などに代表される応答の技術。非言語（雰囲気や文脈）で構成するスキルもとても重要だが，この本で扱うと範囲が広がりすぎるので原則として扱わない。

スキルの応用（順列と合わせ技）

［介入］や【スキル】がより効果をもつためには，タイミングや順序を工夫することが必要です。いくらあなたが「患者とよい関係をつくりたい！」と思っていても，出会いがしらに「あなたのこれまでの疾病体験を振り返りましょう」と言ったら患者は警戒してしまうでしょう。つまり，患者との関係を円滑に進める際には，よいタイミングで，適切なスキルを活用してかかわることが鍵に

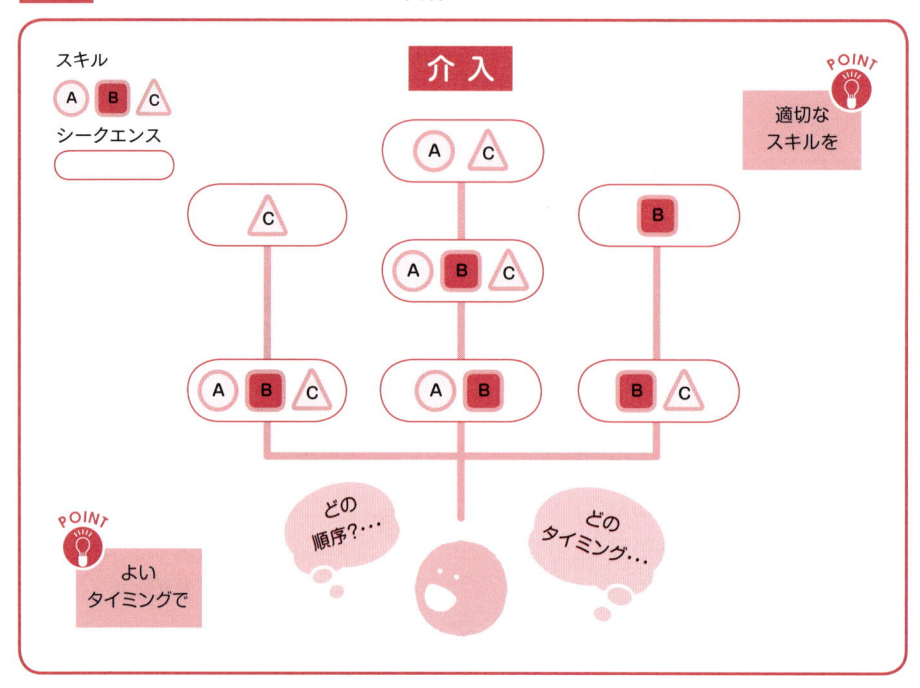

図2-1 介入・スキル・シークエンスの関係

なります。このことを，私は【スキル】のシークエンス（順列）と呼んでいます。

たとえば，野球ではピッチャー（投手）が投げるボールの順序をキャッチャー（捕手）が提案して決めていきますが，このことを「配球※」といいます。野球では，よいピッチャーがよいボールを投げても，その球筋が読まれていたり，前のボールと似ていて対応しやすかったりすると，簡単に打たれてしまいます。ですから，冷静な立場から判断ができるキャッチャーが，バッター（打者）やピッチャーの状況を分析して，配球を提案していきます。

技術を使うタイミングが重要だという例は，野球だけに限りません。料理でも，剣道でも，美容師の行うヘアカットでも，専門性が高まれば高まるほど，スキルがあるだけでは不十分で，スキルを活用するタイミングが重要です 図2-1。シークエンスがうまくなるための方法については，第5章で取り上げます。

また，卓越したスキルをもつ看護師であれば，1つの応答に複数のスキルを込めたかかわりをすることもあります。たとえば，【要約】しながら【矛盾を拡大する】スキルを使うこともあるでしょう。この場合は，【スキル】の「複合（合

※ちなみに，「配球」という言葉は英語で「Pitching Sequence（ピッチング・シークエンス）」といいます。
　そこから，本書では【スキル】の「シークエンス」と呼んでいます。

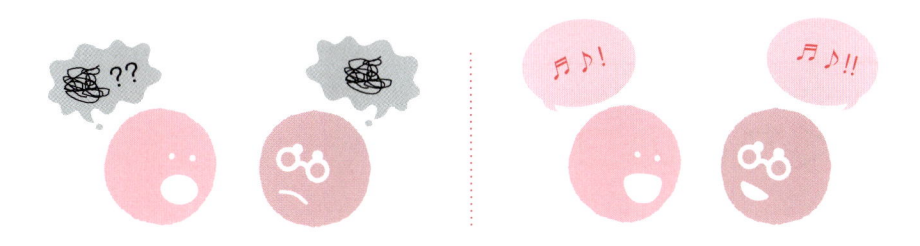

> メッセージのタイミングや順序が適切で，場合によっては複合的に技法を用いると，メッセージは心地よく伝わりやすくなる

わせ技)」といいます。あるいは，「スキルのコンビネーション」ともいえます。「合わせ技」を使いこなすと，患者との対話にぎこちなさが少なくなります。患者は介入されているという違和感や侵入感を感じることなく対話をすることができます。

　私たち看護師と患者とのかかわりは，たとえばサッカーやバスケットボールのように明確なゴールがあるわけではありません。「心地よさ」や「前向きさ」といった得点化しにくい要素を目的とした，芸術性の高い行動だといえます。同様に高い芸術性が求められるスポーツの1つであるフィギュアスケートを例に考えてみましょう。

　フィギュアスケートでは，技の1つひとつに名前が付いています。たとえば，「アクセルジャンプ」「スパイラル」などです。それらの技を連続的に複合させたり（コンビネーション，合わせ技），ひと呼吸おいて続けたり（シークエンス，配列）することで，それぞれの技を美しく構成していきます。また，ただ単に高いジャンプが跳べる，回転数が多いということだけで優劣を決めるのではなく，美しく感じるような技の組み合わせも評価しています。もし技の出来栄えだけを評価するのであれば，全員に同じ音楽と技で競わせるはずですが，実際には音楽や演技の構成はスケーターの個性が最大限活きるように各スケーターに任されているわけです。

　ほぼ同様のことが，人と人との対話にも存在すると思います。ただ単に技術を並べて対話しようとしても，相手には不自然さや違和感が伝わってしまって，調和をめざすかかわりにはならないでしょう。技術が，技術とは見えないくらいに自然な流れをもって，対話が進んでいくことが理想だと思います。対話をする状況や私たち自身の個性を最大限に活かして，調和へ向けたかかわりを行うことが重要です。

介入を成功に
導くためのコツ

　コンコーダンス（調和）をめざすためには，［介入］や【スキル】を活用することが有効です。しかし，ただ単に【スキル】や［介入］を使っただけで，魔法のように患者の意欲や医療者との関係性が向上するわけではありません。なぜなら，患者の価値観やライフスタイルに調和した関係を形成するためには，看護師が患者の立場に立ってものごとを考えていることを［介入］や【スキル】以外の方法でも示していく必要があるからです。

　コンコーダンス（調和）をめざすという姿勢を表明する具体的な工夫として，以下のことをお勧めします。

・その話題をする（介入をする）ことの合意を事前に得ておく
・合意が得られたら，対話の内容を紙に書き，両者で共有する
・疾病や障害からの回復に重要な「自分らしい暮らしの回復」を意識する

その話題をすることの合意を事前に得ておく

　看護師のタイミングではなく，お互いが合意したタイミングで話をすることは，調和した関係となるためには必要不可欠な要素です。また，介入という治療的な意図のもとに時間をもつ場合にはなおさら，合意が必要です。

　コンコーダンス・スキルに基づく［介入］を行う場合，1つの［介入］に要する時間はそれほど短くありません。患者とのかかわりを丁寧にする必要があるので，20～60分の時間を準備しておき，自分自身の業務時間としては60～90分あけておくとよいのではないかと思います。ちなみに筆者の場合は，「40分程度の時間をください」と伝えることにしています。40分という提案だと，短縮や延長が不快な気持ちになりにくい時間といわれているからです。

　また，対話する際の話題も事前にお互いが知っているとよいと思います。その際には，通常の手術や介入がそうであるように，患者にわかりやすい言葉を使ってこちらの意図を伝えるとよいでしょう。たとえば，「いま，あなたが薬を飲んでいることで経験されていることや心配に思っておられることをお聞きしたいです」（［コンコーダンス・アセスメント］にあたります）などです。

合意が得られたら，対話の内容を紙に書き，両者で共有する

　コンコーダンス・スキルに基づいた［介入］を医療や福祉の現場で行う際には，原則的には付録に示すような紙に記していくことをお勧めします。また，可能な限り，複写して両者がもっているようにするとよいでしょう。

　対話の内容を紙に書くことには，次のような意義があると思います。

- ㋐ お互いにとって中立的なことが記述されていると，安心感を共有できる
- ㋑ 話したことがお互いの手元に記録として残るため，事実を共有できる
- ㋒ 対立や指導ではなく，事実や考えの明確化を支援するという立ち位置が共有できる

　ただ単に紙に書くというだけでは，以上のような効果を発揮できない場合があります。書き込んでいる状況や内容が共有されない場合には，むしろ逆効果になってしまう可能性もあります。そのため，対話の内容を紙に書き込む場合は，できるだけ丁寧に説明をしたり，相手に対する支援者としての態度表明を心がけるとよいでしょう。具体的な工夫としては，次の通りです。

- 紙に書き込むことを提案する場合には，「あとからお互いに振り返ることができるように」「あなたの考えをできるだけ適切に聞いて確認するために」紙に書き込みたいということを伝える（㋐，㋒）
- 90度や隣の位置に座り，書いていることがそのときすぐに相手に見えるようにする（㋐）
- 複数のことから1つを選択して書く場合には，お互いの合意の上で書き込む（㋐，㋑）
- 複写式の記録用紙を用いるか病院内のコピー機を使って，1枚は患者，もう1枚は医療チームがもつことにする（㋑）
- 事実や感情など，話題になっていることを適切に整理して書き込む。医療者から見て理想的な考えや事実以外も明らかにする。たとえば「薬は毒みたいなものだ」「あの医師は信用できない」などの考えが表明された場合には，それらの考えをもつことに罪悪感を感じる必要はないことを伝えながら，そうした考えをもっているという事実を書き込み，紙面上で共有する（㋒）

　実は，患者との対話内容を紙に書き込んで患者に提供することに抵抗感をもつのは医療者のほうかもしれません。自分の発言に問題があったり，自分のか

かわりに落ち度があるときに責められるのではないかと，懸念をもつ人もいるからです。もし，そのような懸念をもっている場合には，無理に行わないほうがよいと思います。その場合には，その懸念を払拭できるくらいに自分の対話技術に自信と責任感をもてるようになってから行うほうが，あなたにとっても患者にとっても安全なコミュニケーションになります。いきなり臨床で実践するよりも，練習を積んでからのほうがよいでしょう（練習の方法は，第5章で紹介します）。

対話で得られた内容は，患者とあなただけではなく，関係する人々とも共有することが重要です。それにより，患者とあなたの双方が，医療チーム全体の考え方からはずれることなく行動でき，チームとして調和（コンコーダンス）を生み出していくことができます。

具体的な共有相手としては，家族や医師，看護師チーム，患者の友人，薬剤師，福祉系専門職などが考えられます。患者自身の人間関係や信頼度に応じて決めていくとよいでしょう。たとえば，薬を飲む中で副作用に対して懸念があることがわかったら，患者と相談の上で医師や受け持ち看護師などの支援チーム内で共有するとよいでしょう。また，通院や外来で服薬するための工夫などは，患者の家族や訪問看護師などと共有するとよいでしょう。

疾病や障害からの回復に重要な「自分らしい暮らしの回復」を意識する

患者と医療者が協調し，患者の生活の中で医療や福祉が適切なバランスで存在するようになるためには，患者自身が思う「自分らしい暮らし」を回復する必要があります。

暮らしの回復というと，医療者は違和感をもつかもしれません。「病院は病の治癒が最重要目的であり，暮らしに関することは患者自身に委ねられるべき」と考えられがちだからです。ここで，患者からみた入院というエピソードを考えてみましょう。

入院に伴って，多くの患者は自分の生活になんらかの影響を受けます。仕事を休む，家族と会う時間が減る，友人から心配されるなど，実にさまざまです。また，将来設計を変更せざるをえない，職場でも家庭でも病人扱いされてしまうかもしれない，といった影響が出てくる可能性もあります。退院することで病による影響からすべて解放されるわけではなく，むしろ退院後にもさまざま

な影響を受ける可能性もあるのです。患者はそれらの不安や懸念を，人知れず抱えています。

　ですから私たち看護師は，疾患やそれに基づく症状の解決だけを考えるのではなく，患者自身の気持ちが前向きになるように，その人らしい暮らしを回復することに関心を向ける必要があります。また，そのために私たちはケアをしているのだと，意思表明をすることが大切です。

　ここで，私たち看護師が尊重したい，「暮らしの回復」に関する7つの視点を紹介します。

- 希望
- 安全な居場所
- 自分らしさ
- あたたかい人間関係
- 自己決定と自己主張
- 対処や工夫をする
- 意味を感じること

　これらは，障害者福祉の領域で提唱されているリカバリー・モデルをもとにしています。耳慣れない言葉もあると思いますので，少し解説をします。

希望

　患者は，自分に対する希望をもつことができているでしょうか。自分に対する希望とは，多くの場合は未来に対する希望のことですが，現在の自分を取り巻く環境に対する希望も含まれます。趣味や関心が希望につながることもあるでしょうし，働くことや家族を守ることなどの社会的価値観に基づいた希望をもっている患者もいるでしょう。また，周囲の人々を信頼していることなどを通じて未来の世界に対する希望をもつことができれば，たとえ自分の命や可能性が残り少ないとしても，その人がもつ希望は失われないでしょう。

安全な居場所

　その患者にとって，安全な居場所はあるでしょうか。もしほとんどの時間を病院で過ごしているとしたら，その時間は患者にとって安全感をもてるものになっているでしょうか。自宅と職場と通院がある方でしたら，そのどこかに，安全で脅かされない居場所はあるでしょうか。居心地のよい場所，安全だと思える場所があるかどうかは，その人らしい暮らしをする上でとても重要だと思います。

自分らしさ

　その患者は,「自分らしさ」を失わずにいるでしょうか。多くの場合,趣味や特技,関心,社会的立場などを通じて,自分らしさを表現したり実感したりするものです。もし「病気の〇〇さん」ということが自分を示す中核になっていたら,「病気をもつことで得た個性も含めて自分らしさである」と前向きになれているでしょうか。趣味や社会的立場など,自分らしさをもつためには時間や機会が必要です。そのような時間や機会が奪われていないか,配慮が必要です。

あたたかい人間関係

　患者のまわりには,あたたかい人間関係があるでしょうか。たとえば,生活習慣が原因であることに家族が責任を感じてしまう場合や,入院に際して家族や友人と深刻なトラブルを経験してしまった場合には,人間関係を回復するための時間や経験が必要となるでしょう。患者があたたかい人間関係を実感できていないのであれば,生活習慣や医療との付き合いに工夫が必要であったとしても,非を責めるような指導をするのではなく,あたたかい人間関係を実感できるようなかかわりを優先することが特に重要です。

自己決定と自己主張

　患者は,自分の人生を自分で決めることができているでしょうか。すべてを自分で決めることは難しくても,必要最低限度の自己決定や自己主張はできる状況にあるでしょうか。自分の意見を適度に述べるということは,1人ひとりがもっている権利（アサーション権）です。患者がもし「自分の意見を述べてもよいことがない」といった考えをもっているとしたら,「あなたの意思表示を待っていて,大切にしている」ことを伝える必要があります。

　特に医療の現場においては患者が主張しにくい状況を作ってしまうことが多々あります。急性期には患者の意思を尊重するだけの猶予がないことが多いのも事実ですが,回復期の医療では患者の意思表示を促し,できるだけ患者の自己決定を尊重する必要があります。そもそも,薬を飲むことや健康行動を続けるのは患者自身で,調和（コンコーダンス）した関係をめざすには,患者の自己決定を尊重するという姿勢を医療者側が表明し続けることが重要です。

対処や工夫をする

　患者は,困難やストレスに遭遇したときに,対処や工夫をすることができて

いるでしょうか。困難やストレスへの対処方法をもっていることは，その人らしい暮らしを続けるためには重要です。必要な対処をすることで，病状が悪くなったときの状況の悪化を最小限に食い止めることも可能になります。患者がもっている資源や環境，工夫などが活用可能な状態になっているかということは，とても重要な要素です。コンコーダンスをめざす中では，患者に生じた困難やストレス状況に対してやみくもに救出することを優先するのではなく，患者自身が対処方法を選択するように支援をすることが望まれます。

意味を感じること

　患者は，人生で経験したことに対して意味を感じることができているでしょうか。人生で経験する多くのことに意味を感じられれば，自分の暮らしに対しても前向きになれるでしょう。それが病気や入院だとしても，その経験になんらかの意味を見出すことができれば，前向きになれる患者は少なくありません。困難の真っただ中の時期では難しいかもしれませんが，病気や障害による生活の困難が少し落ち着いたときであれば，意味を感じることは十分に可能です。

スキルを学ぶ前に…
コミュニケーション上達のコツ

コミュニケーションの3要素

　対話の際に重視したいことを述べてきましたが，大切なことをもう1つ述べたいと思います。これまで述べてきたことと一見矛盾するかもしれませんが，「スキルを高めても，コミュニケーションが完璧になることはない」ということです。良好なコミュニケーションとなるための要素は，スキルだけではありません。少なくとも，次の3つの要素が必要です。

❼ コミュニケーションに期待する要素（目的，関心）
❽ コミュニケーションにかかわる人々の関係性
❾ コミュニケーションにかかわる人々の状態

コミュニケーションに期待する要素（目的，関心）

　コミュニケーションをとる人と人とのあいだには，ある程度一致した目的や関心があることが重要です。患者と医療者のコミュニケーションであれば，健康と提供される医療のことなど，一致する目的や関心は多くあるでしょう。

　もし，あなたが知らず知らずのうちに「担当する患者が，薬を飲むようになってほしい」ということだけを意識してかかわろうとしているのであれば，それはすでにコンコーダンスの考え方からはずれたものになっています。それは「医療者の考えるプロセスに患者にも参加してもらうための動機づけをしよう」という，アドヒアランスの考え方です。

　「患者の希望する暮らしの実現のため」と思ってかかわると，共通の目的や関心のもとで対話ができるようになるでしょう。

コミュニケーションにかかわる人々の関係性

　コミュニケーションが良好に展開するためには，かかわる人々がある程度，良好な関係にあることが必要です。病院であれば，患者をとりまく医療チームのメンバーそれぞれが患者とある程度の信頼感を築いていると，調和した関係（コンコーダンス）への進展は速いと予想されます。まずはあなた自身が，患者とのあいだによい関係を築くことができるように，患者の立場に立った看護を日々意識し，実践してみてください。調和した関係（コンコーダンス）に至るには，相手の立場に立ってものごとを考えることのできる人だと相手に思ってもらうことが必要です。

コミュニケーションにかかわる人々の状態

　コンコーダンス・スキルのほとんどは言語を用いた対話を通じてなされます。また，「鍵となる介入」を実践するには，それなりの時間とエネルギーを使います。そのため，自分自身と相手の心身の状態が良好であるほうが，対話の成果は上がりやすくなります。たとえば認知症や精神遅滞，せん妄などによって継続的なかかわりや言葉でのコミュニケーションに限界がある場合には，成果を実感するまでには多くの苦労が伴うかもしれません。また，あなた自身の健康状態が良好でなければ，コミュニケーションを快適に，または集中して行うことができないでしょう。ですから，まずはお互いの健康状態を適切に見定めて，無理のないようにかかわることが肝要です。

コミュニケーションには，コミュニケーションを行う両者の心身の状態が安定していること，コミュニケーションを行う以前から存在するお互いの関係性が大きく影響することを述べてきましたが，さらに，お互いの関係性に個人対個人だけではなく，たとえば病棟の看護師全体と患者の関係性によっても影響を受けることになるでしょう。ですから，皆さんご自身の心身の健康が害されてしまったり，自分 1 人でがんばろうとすると，かえってよい結果を生まないこともあるかと思います。スキルだけにこだわらず，チーム全体の協調や自分自身の状態を維持することにも関心を注ぐ必要があります（これらは，第 5 章と第 6 章で扱います）。

普段は困らないのに，仕事ではうまくいかないコミュニケーション

スキルは単なる手段にすぎない

　本書では，専門職として他者と対話を行う上で役立つコミュニケーションのスキルを多く紹介しています。しかし，スキルとは目的をなし遂げるための 1 つの手段にすぎません。コミュニケーションの相手との相互作用を通じて何を実現するのか，その目的を明確にする必要があります。目的がないまま，あるいは曖昧なまま，「手段としてのスキル」だけが独り歩きすることはありません。これまでも繰り返し述べてきましたが，あらためて，あなたが患者とともに何をなし遂げるためにスキルを身に付け，実践で用いるのかを考えてみることが大切です。

　これまでのあなたの仕事の中で「患者さんと 30 分以上も話をしたのに，結

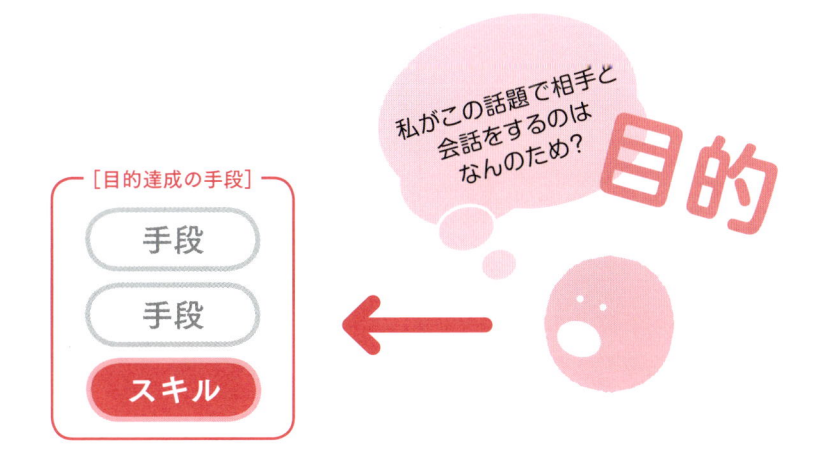

局相手は何を言いたかったのか理解できなかった．疲れた」とか，「堂々めぐりで話が先に進まなかった」などのしっくりこなかった体験は少なからずあったはずです．また，カンファレンスでの治療方針をめぐる議論や委員会の議論でも「なんかしっくりこないカンファレンスだった」とか，「結局何が決まったのかわからない」とか，「会議の席では納得していたような気がするけど，あとから考えると腑に落ちない」などの体験をしている人も多いと思います．私たちは，日常生活におけるコミュニケーションにはほとんど困ったことがないという経験から，上述のような体験を相手のせいにしてしまいがちです．そして，同じような不全感を感じながらも，毎回同じことを繰り返してしまいます．しかし，問題は相手だけにあるのでしょうか．

答えは「No」です．皆さんはそのことに気が付いていて，「自分にもコミュニケーションのスキルで未熟な部分があるのではないか」と考えて，真摯な態度でページをめくり，解決のヒントを探しているからこそ，本書を手に取ったのではないでしょうか．

日本人である皆さんは，日本語でのコミュニケーションの4つの基本要素，つまり「読む」こと，「書く」こと，「聞く／聴く」こと，「話す」ことにほとんど困ることなく普段の生活を送っています．ときどき読めない漢字を辞書で引いたり，どうしても思い出せない漢字を携帯電話のメール機能を使って探したり，相手の話に熱心に耳を傾けた上でアドバイスをしたり，自分の体験を伝えたりしながら生活をしています．日常生活の中では本当に困るコミュニケーションの問題はあまり起こることなく，普通に生活していると思います．日常

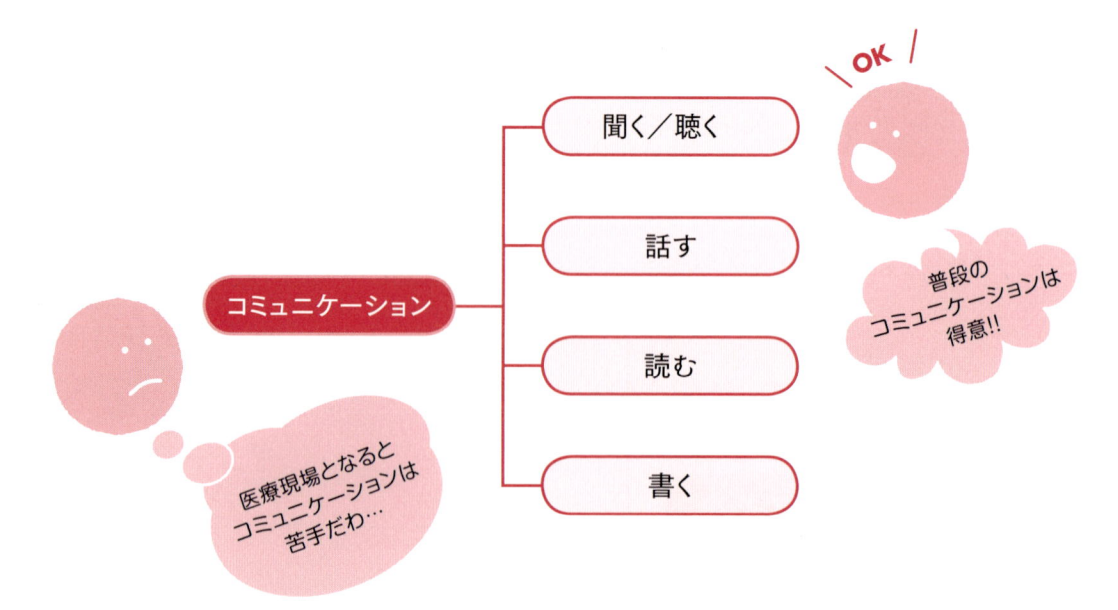

生活では日本語でのコミュニケーションにほとんど困ることない皆さんは，いま何を学ぼうとしているのでしょうか。

コミュニケーションが上達しないホントのわけ

　医療現場では，コミュニケーションをめぐる問題が数多くみられます。医療者向けに書かれたコミュニケーションのマニュアル的な本が書店には数多く並べられ，多くの医療者がそれを手に取り，毎日の実践の中でそこに書かれているスキルにチャレンジしています。皆さんにもそのような経験があると思いますが，結果はいかがでしたか？

　断片的に見れば，あの場面はよかったとか，この部分はうまくなっているなとか，コミュニケーションが上達しているという実感があると思います。その一方でうまくいかないと悩んでいる部分もあると思います。では，しっくりこなかったコミュニケーションには何が足りなかったのでしょうか。

　多くの場合，私たちに足りないのは次の3点です。

1. イシュー（Issue：論点）を明確化した上で会話を進めること
2. 事実を起点に話を始めること
3. いま話している事柄を，経路と全体像の中に位置づけること

　コミュニケーションの習得というと会話のスキル，とくに相手の感情を扱うスキルばかりに焦点が当てられてきました。そして，「相手から考えていることを引き出すためにどのような質問や反応を示せばよいのか」「相手の発言の論理をどのように組み立てればよいのか」といった会話の論理の構造にはほとんど焦点が当てられていませんでした。それこそが，コミュニケーションが上達しないホントのわけなのです。

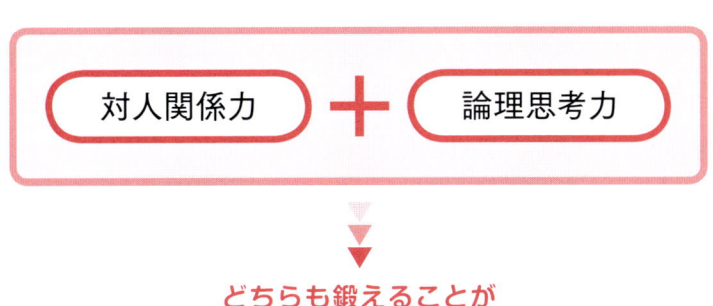

　　　　　　対人関係力　＋　論理思考力

　　　　　　　　　▼
　　　　　どちらも鍛えることが
　　　コミュニケーションのスキル上達の秘訣

イシューを明確化した上で会話を進める

　イシュー（Issue：論点）とは，その会話がどこへ向かうのか，そのゴール地点を明確にすることです。どのようなテーマについて話しているのか，話に参加している人が共有しないでそれぞれに頭の中で別々のイシューを描いている状態では，コミュニケーションはうまくいきません。

　最悪なのは，誰もがイシューのズレに気付かずに，その誰もがイシューを明確につかんでいると確信しているときです。そんなときには真意が曖昧な発言が多くなります。たとえば情報提供の発言があったり，感想を語る発言があったり，意見を述べる発言があったり，議論を要約する発言があったり，提案があったり……とまったく収拾がつかなくなります。長い会議や話し合いを終えたあとに「何を話していたんだろう」と疲労感を感じるのは，多くの場合，会話をしている人同士でイシューのずれが起きていて，誰も軌道修正ができていないときです。イシューもなく会話を始めることは，行き先を決めないままあてもなくはじめての街を歩く感覚に似ています。

事実を起点に話を始める

　会話の起点とは，文字通りコミュニケーションのスタート地点のこと。事実をできる限り適確に描写することからコミュニケーションが始まります。

　実際に何が起きているのか，客観的な現実とは何かを確認せずに，その人が捉えている事象の一側面に対する解釈や意見ばかりを話している状態では，コミュニケーションはうまくいきません。ある事象について話をしているのに，誰もがその事象の詳細，つまり事実として何が起きているのかを把握していないまま，自分の体験を一般化して，それだけをもとに話し合いが続けられている状態です。

　たとえば，「あの人は自己中心的な人だ」や「あの患者は依存的」「あの患者は病識がない」「今回のプロジェクトはうまくいっていない」「今年の新人は要領が悪い」などはすべて意見にすぎませんが，それがまるで事実であるかのように話が進められてしまいます。他人に気遣いをみせることがまったくないのか，四六時中誰かに依存して自分でまったく何かをなそうとはしないのか，うまくいっていないという意見の根拠となっている客観的なデータは何か，今年の新人は仕事のすべて要領が悪いのか，そもそも要領とはなんで，その良し悪しはどのように評価できるものなのか……そうした事実や評価の前提が確認されることなく，議論を進めても問題の本質は捉えられるはずもありません。重

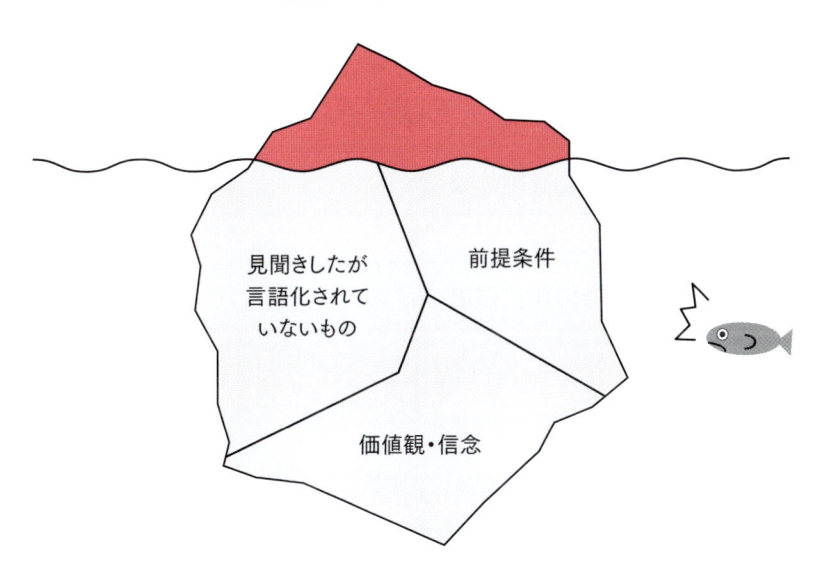

**語られているものは，相手の思考や体験のわずかな一部。
氷山の一角にすぎません**

- 見聞きしたが言語化されていないもの
- 前提条件
- 価値観・信念

　要なのは，これらの意見は事実ではなく，仮説であるという認識をもつことです。そうすれば，その仮説を検証するために客観的なデータを集めたり，行動を具体的に記述したりすることが可能になります。私たちに必要なのはファクト（事実）ベース思考（Fact base thinking）だということです。

　どこから出発するのか，その起点が曖昧なままどこかに行こうとしているわけです。どこかに行こうとしているのに，出発しようとしている自分がいまどこにいるのかがわからない状態に似ています。

いま話している事柄を，経路と全体像の中に位置づける

　話の起点と終点が定まると，いま話している事柄が何に関することなのか，明確になります。また，話題が逸れたときに，もとに戻すこともできます。起点と終点とのあいだのプロセスの中に位置づけるのです。事実としての起点と，論点としての終点とを結ぶ線をイメージし，そのあいだの経路から話題がどれくらい逸れているのか，明確にすることもできます。ちょうど，はじめての街を歩いているときに出発点と目的地のあいだのどこにいるのか，自分の現在地を確かめることと似ています。

　また，終点であるイシューについての評価や意見や計画などの妥当性は，この話の経過で判断されます。

図 2-2　コミュニケーション上達のコツ

1. イシューを明確化する
2. 事実を起点に話を始める
3. 経路と全体像の中に位置づける

会話をしながら頭の中で常に論理を組み立てる

事実（起点）──経路と全体像──→イシュー（終点）

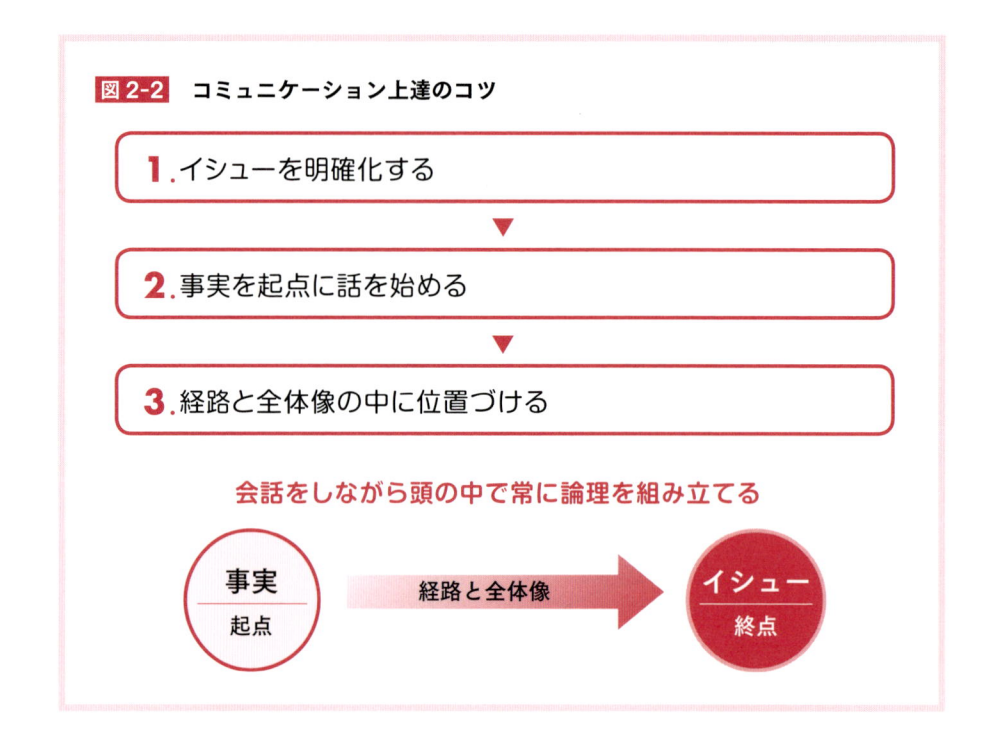

　それでは，以上の3つを「コミュニケーション上達のコツ」図2-2として，少し詳しく整理をしておきたいと思います。

コミュニケーション上達のコツ・1
──イシューを明確化する

　まず，これからあなたが患者と話す話題，解決すべき問題を明確に言葉で表現することです。

　イシュー（Issue：論点）は，問題点そのものを指すこともあれば，問題点を明確にするために話し合われる論点を指すこともあります。大事なのは「何」について話し合われているのかと明確に意識し続けることです。この意識は，対話中ずっと持ち続けられなければイシューがずれた対話になってしまいます。

イシューを明確化することのメリット

　いま話している話題が論点からずれているかどうか，検証することができます。また，相手が話している事柄が一見関係がなさそうにみえても，あなたが

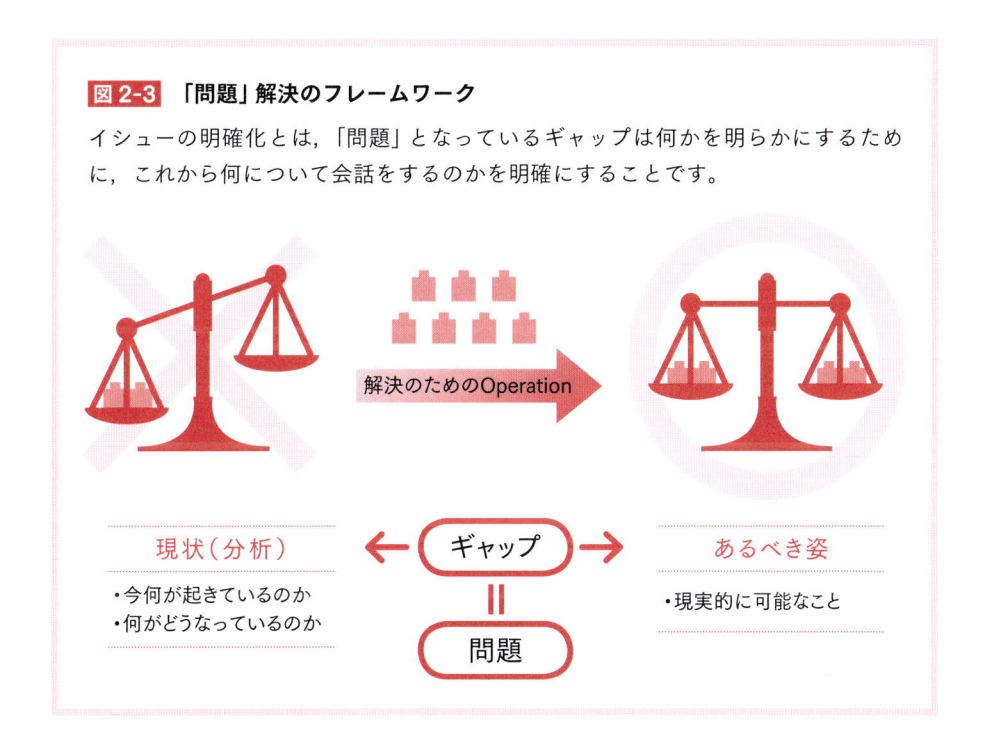

図 2-3 「問題」解決のフレームワーク

イシューの明確化とは,「問題」となっているギャップは何かを明らかにするために,これから何について会話をするのかを明確にすることです。

解決のためのOperation

現状(分析)
・今何が起きているのか
・何がどうなっているのか

ギャップ
＝
問題

あるべき姿
・現実的に可能なこと

相手に確認することで,相手なりの事柄と事柄との結びつきの有無を,確認することができます。

多くの人は案外曖昧な認識のまま,問題を解決しようとします。ですが,そもそも問題をしっかり認識していなければ,問題は解決しません。イシューの明確化は,あらかじめ問題をきちんと設定して,何を話し合うべきかについての視点を提供してくれます。

日常的によく用いる「問題」という言葉はどのように定義される？

「問題」や「問題解決」という言葉は医療現場だけでなく,日常生活でもよく用いられます。そして,患者との会話や会議などで扱われるテーマの多くはこの「問題」です。しかし,この言葉の定義をできる人はどれくらいいるのでしょうか？「問題」とは「あるべき姿と現状とのギャップ」と定義されています。言われてみれば当たり前のことですが,それをきちんと定義として意識している人や,問題解決をするときに普段からこのフレームワーク 図 2-3 を意識的に用いている人はほとんどいません。

あなたがもし,多職種が集まるカンファレンスや病院の委員会などの会議に

参加する機会があったら，ちょっと引いた位置から議論のなりゆきを注意深く観察してみてください。そして，発言者のそれぞれの発言を，このフレームワークに位置づけてみてください。きっと，ある人は現状分析のための情報提供をし，ある人はこうしたほうがよいという解決策を話し，別の人はこうあるべきだと話し，ある人は発言内容に対する単なる感想などを話していて，表面的には議論がかみ合っているようにみえても，実際はまったく異なる側面について話がされていて議論がかみ合っていないことに気づくことも多いと思います。このようなカンファレンスや会議では，終わる頃にはかなり疲労し，「今日の会議ではいったい何が話し合われたんだろう」と不全感が残ることでしょう。

当り前のことを当り前に意識することが，コミュニケーションにおいても非常に重要なのです。

コミュニケーション上達のコツ・2
──事実を起点に話を始める

相手が話している事柄の中で，どこまでが実際の起きた事実で，どこからが判断や意見なのかを見極めて，事実に焦点を当てて，その詳細を明確にしていくことです。事実には体験した事象と感情体験とがあります。

事実を起点に話を始めることのメリット

事実と意見とのすり替えを防止することができます。また，「実際に起きたこと（事実）」を再構成することで，その事実に対する多様な見方を提供するチャンスとなり，患者の（歪んだ）認知を修正する機会につなげることもできます。

曖昧な表現やまだ語られていないものに対する繊細さを磨く

面接をしながら，相手の話の中で曖昧に表現されているものや，まだ語られていないものがあることに気付けることが，コミュニケーションをうまく進めるコツです。言葉は体験を伝える上で，"氷山の一角"にすぎません。曖昧にされているもの，まだ語られていないものに気がついたら，それを曖昧なままにせず，詳しく説明してもらいましょう。それによって，相手の体験の詳細が具体的につかめます。

また，多くの人は主観的な意見を，あたかも事実であるかのように話すため，

相手の話の内容が「事実なのか，意見なのか」を見極めることが非常に重要になります。意見ならば，その意見がどのような事実からもたらされたのかを確認することが，非常に有益です。そのために普段から「相手の話の内容で事実は何？」「何が起きて，相手はそのような意見に達したのか？」と常に意識して，事実をベースにした会話つまりはファクト・ベース（Fact based）で物事を考えるトレーニングをしましょう。

思い込みのパターン

人には多くの思い込みがあります。思い込みは思考を制限してしまい，その制限された思考によって語られる話の内容には，誤っている事柄も数多く含まれてしまいます。

統合失調症をもつ人に多くみられる妄想は，この思い込みが結晶化したものです。「何か悪いことが起きそうな感じ」として表現される妄想気分があるときに，何かしらの刺激を「これは〇〇ではないか」と着想をし，歪んだ認知での証拠集めをして確信し，妄想となります。また，統合失調症をもつ人以外にも気分障害をもつ人，そして疾患をもっていなくても，私たちにはこのような思い込みは数多くみられます。思い込みには次の3つがありますが，それぞれ制限を取り払う質問の仕方を紹介します。

●**省略**：ある体験を言葉で表現するときに，多くの情報が語られないことです。省略されている部分を相手から引き出し，お互いに理解を深めて，確認することが大切です。

> 出かけると，皆がジロジロと僕のことを見るんです。
> メタモデル：いつ，どこを歩いているときですか？

●**歪曲**：情報と情報との関係が歪められてしまうことやものの見方が歪められてしまっていることです。論理の飛躍や誤った因果の推論などがあります。根拠となる事実や因果関係を話してもらうことが必要です。

> 先生のせいでだんだん腹が立ってくる！
> メタモデル：先生と腹が立つこととのあいだに，どのような関係があるのですか？

> 看護師さんは私のこと嫌っているんでしょ！
> メタモデル：どのようにしてそれがわかるのですか？

● **一般化**：少ない事実からすべてを判断することです。

> 誰もが私のことをのけものにするんです。
> メタモデル：「誰も」とは具体的にどなたのこと？

　たとえば「薬を飲むと決まって調子が悪くなるから，薬はどれも害ばかりなんですよ」という発言には次の4点の思い込みが含まれています。

1. 患者が現在服用している複数の薬の中の何を指しているのかが省略（①）されています。
2. 薬を飲むことと調子が悪くなることのあいだに因果関係が作り上げられています（歪曲）。
3. どのように調子が悪化したのかという説明が省略（②）されています。
4. 自分の体験からすべての薬についての判断をしてしまっています（一般化）。

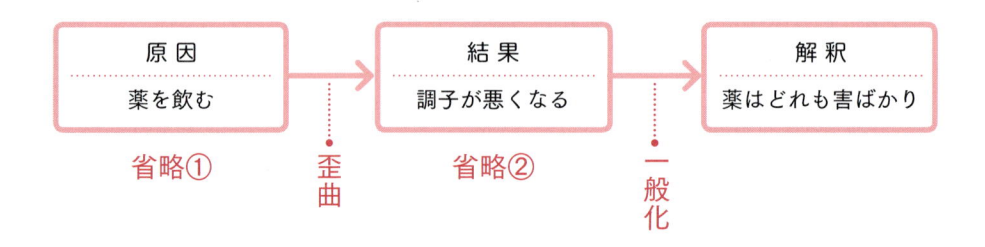

原因		結果		解釈
薬を飲む	→	調子が悪くなる	→	薬はどれも害ばかり
省略①	歪曲	省略②	一般化	

　このような場合，次のような質問をして，あなたの気がかりを焦点化していきましょう。

1. 薬の中で，具体的に何が調子を悪化させるのですか？
2. 薬を飲むことと調子が悪くなることには，どのような関係があるのですか？
3. 調子が悪くなるとは，具体的にどのような状態を指すのですか？
4. あなたの飲んだことのある薬すべてが有害でしたか？
　あなたの飲んだことのある薬には何1つ好ましい効果はなかったですか？

「なぜ？」のジレンマ

　相手が話し終えたら，その内容を探求していくと，その話題の詳細がつかめます。そして，私たちは問題の本質を明確に知りたいと考えた場合，よく「なぜ〜？」「どうして〜？」というフレーズで始まる質問をしがちです。確かに，この質問の仕方に対して患者が明確に返答をしてくれれば，看護面接の手間も省けます。

　しかし，「なぜお薬を飲まなかったのですか？」「どうして？」というようなWhyの質問の仕方は，患者にとって「お薬を飲まないなんて，あなたは間違っている」というような否定的なニュアンスのメッセージを伝えてしまいかねません。すると患者は，否定されてしまったと萎縮してしまったり，批判されたと感じて看護師に敵意を向けたりして，それ以上の問題の探求ができなくなってしまいます。そうならないよう，Why以外の質問の仕方で尋ねるとよいでしょう。

コツは，5W2H2Pのフレームワークをもつこと

　私たちはある問題意識をもって患者と面接を行います。患者の話す内容は，単純なこともあれば，複雑なこともあるでしょう。しかし，多くの場合，問題は複雑なものです。複雑な問題の本質を見極めるためには，あるいは何が起きたのかを具体的に知るためには，問題が起きた背景を要素に分解して，整理しながら話を進めることが大切です。5W2H2Pのフレームワークは，その整理に役立ち，さらに，あなたが次にどのような質問をすることで話題の内容が明確化されるのかを教えてくれます。

　たとえば「先生は私のことをしっかり診てくれていない」と言うときに，5W2H2Pで質問をすることで，語られていない情報を引き出せます。

5W2H2Pを使って事実を明らかにする

　相手が体験した出来事の詳細をリアリティをもって描くには，5W2H2Pのフレームワークを使います。このフレームワークを使用することで，相手が話している事柄に関する体験の詳細や相手の判断の根拠が明確になり，問題解決の手助けとなります。

> **WHY**
> 何のために？＝目的軸でたずねる
> 「なぜそう思うのですか？」「どうしてそうしたのですか？」

> 何が起きて,
> 相手はこの意見に達したのか?
>
> When?　Who?
> How much?　Pre-condition
> Where?　How?　Why?
> What?　Priority

街を歩くとみんなが僕のことをジロジロ見るのです。

見られていると感じたとき,あなたはどこを歩いていましたか?

WHEN

いつ?＝時間軸でたずねる

「いつ頃からそうなのですか?」「それはいつくらいのことですか?」

WHERE

どこで?＝空間軸でたずねる

「場所はどこですか?」「どんなところだったのですか?」

WHO

だれが?＝人間軸でたずねる

「それは誰ですか?」「関係しているのはどなたですか?」

WHAT

何を?＝機能軸でたずねる

「何をしていましたか?」「何をするおつもりですか?」「どのような意味ですか?」

HOW

どうやって?＝手段軸でたずねる

「どのようにやりましたか?」「どのようにしたのですか?」

HOW MUCH

いくらで?＝経済軸でたずねる

「いくらくらいかかったのですか?」「どれくらいの時間がかかるのですか?」

> **PRIORITY**
> もっとも大事なのは？＝優先順位軸でたずねる
> 「何がもっとも気がかりなのですか？」
> 「あなたの体験を不快な順で並べ替えると？」

> **PRE-CONDITION**
> 前提となっているのは何か？＝条件軸でたずねる
> 「この話はそもそも何を実現するために始めたのでしたっけ？」
> 「その根拠は？」

コミュニケーション上達のコツ・3
──経路と全体像の中に位置づける

　いま話されている話題とイシューとの関係や，過去に話された話題との関係を確認することです。また，1つひとつの話題の論理を検証することです。「先ほどのお話と今のお話の関係を教えてください」「今回の面接のテーマと今のお話にはどのような関係があるのですか？」などと問いかけます。

　これはすべての面接の基本となるプロセスで，その面接の中で話された事柄間の関係を明確にします。話された事柄と話している事柄との関係は，相手に確認するまではわかりません。"ボタンのかけ違い"は，すぐには気付きません。すなわち，あなたが患者の話の断片を全体像に位置づけた仮説を検証するプロセスです。

いま話している内容を，経路と全体像の中に位置づけるメリット

　相手の話を論理的に組み立てることができます。とくに統合失調症や気分障害をもつ患者は思考に柔軟性がなく，思い込みをしていることがよくあります。思い込みは物事の見方を固定させてしまい，自由な思考の制限となってしまいます。

　また，患者の思考障害の有無や程度をアセスメントする情報となります。さらに，面接のテーマとは関係のない話を見極めることで，限られた面接の時間を効率的にすることができます。

脱線具合をチェック！

　疾患の影響で思考過程の障害がみられる患者ばかりでなく，そうした障害を

もっていない人でも常に理路整然と話す人はあまりいません。対話をする際には話題の脱線具合（思考の解体の程度）を常にチェックし，対話が可能な相手かどうか，対話を進めるのにどれくらいの配慮が必要なのかを見極めましょう。

また，精神科で特に問題となる思考過程の障害には迂遠，接線性，連合弛緩があります。あとに示しているものほど思考過程の障害は重症で，対話する困難度が高まります。

● **迂遠**
「本題にまったく関連がないこと」ではないが，脇道に逸れた余談が多く，話題に直接関係のない話まで詳細に説明をします。しかし，余談はいつか本題に戻ります。健常者にも多く，いわゆる「まわりくどい」といわれる程度です。

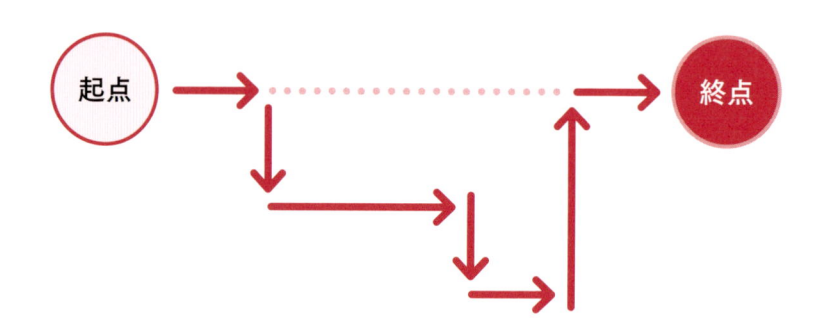

● **接線性**
話題に関係のない余談が唐突に話され，いつまでたっても本題に戻りません。いわゆる「とりとめのない」状態です。

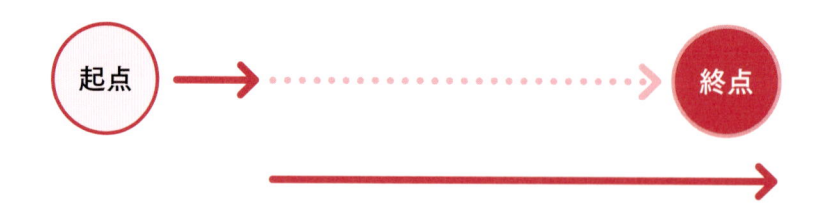

● **連合弛緩**
余談ではなく，もはや本題との関連がまったくない発言ばかりになり，本題に戻るための看護師の努力は報われません。いわゆる「支離滅裂」な発言にな

ります。対話を継続するよりもむしろ，薬物療法を積極的に行わなければなりません。連合弛緩の極端なものが「言葉のサラダ」と呼ばれる状態です。

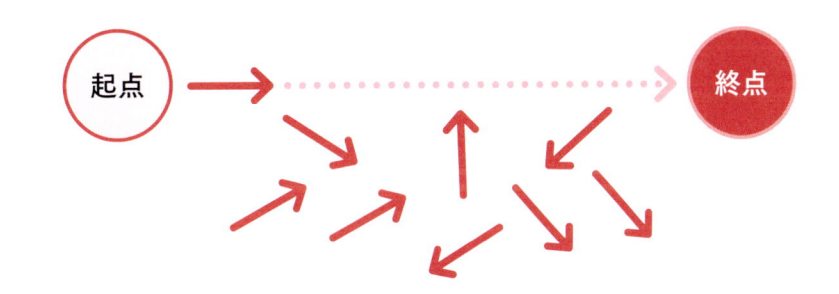

● 文献

- 平木典子（2009）．改訂版アサーション・トレーニング―さわやかな〈自己表現〉のために．金子書房．
- マーク・レーガン（著）／前田ケイ（訳）（2005）．ビレッジから学ぶリカバリーへの道―精神の病から立ち直ることを支援する．金剛出版．
- 向谷地生良（2009）．技法以前―べてるの家のつくりかた．医学書院．

3

第3章

コンコーダンス・スキルを活用した［介入］

6種の「鍵となる介入」

この章に関心をもたれた方の多くは，コンコーダンス・スキルを活かした介入をしたいと考えていることでしょう。第3章の［介入］と第4章の【スキル】は，料理でいえばレシピ集のようなものですので，この本の中でももっとも興味をもたれるところだと思います。

気持ちが患者に向いているか，確認しよう

筆者らは，本書を通じて，できるだけ患者の立場に立った支援をするための考え方（理念・概念）と方法（介入やスキル）を紹介したいと考えています。そのため，第1章と第2章では考え方を，第3章と第4章では方法を紹介するという構成をとっています。臨床で働く医療者にとって，考え方が伴っていない実践（方法）ほど危険なものはありません。もし，あなたの心のどこかに，「研究で使うから介入を読もう」「後輩（学生）に教えるために介入とスキルを読もう」など，気持ちが患者に向いていないで第3章・第4章を読もうとしているなら，介入やスキルは誤った使い方をしてしまうかもしれません。あなた自身がケア提供者として患者に向き合うときに，患者の自律性を尊重したかかわりをしたいと思う気持ちがあるかを，いま1度確認してください。そうした気持ちをもっているならば，これから紹介するコンコーダンスをめざす［介入］と【スキル】はあなたを強く支援するものになると思います。

この章の見方

第3章では，各［介入］を紹介するページの最初に，よく使われるスキルを一覧にしています。たとえば，右のような表示がされていたら，【相手の用いている言葉を使う】【オープン・クエスチョン（開いた質問）】【要約】【反映的傾聴】【柔軟に対応する】【個人の選択とその責任を強調する】【患者の関心を維持する】【情報を交換する】がよく用いられるという意味です。

基礎的スキル

1. 相手の用いている言葉を使う
2. オープン・クエスチョン（開いた質問）
3. クローズド・クエスチョン（閉じた質問）
4. 要約
5. リフレーミング
6. リフレクション（反応の引き出しと応答）
7. 支持と承認を示す

かかわりを進めるためのスキル

8. コラボレーション（協働性を示す）
9. 反映的傾聴
10. 面接を相互に関係づける
11. アジェンダの設定（面接の枠組みを取り決める）
12. 柔軟に対応する
13. 積極的な治療的スタンス
14. 個人の選択とその責任を強調する
15. コーピング・クエスチョン（工夫の問いかけ）

鍵となるスキル

16. 患者の関心を維持する
17. 抵抗を最小限にとどめる
18. 矛盾を拡大する
19. 情報を交換する
20. スケーリング・クエスチョン（得点化の問いかけ）
21. ミラクル・クエスチョン（創造の問いかけ）

なお，この第3章と第4章は，臨床で働く皆さんの自由な発想で「型」を超えることができるようにと，解説をあえて少なくしている部分があります。また，比喩だけで表現している部分もあります。比喩や実践例をもとに，できるだけ，現場での職場内トレーニング（OJT）に近い方法を紹介したいと考えています。ぜひ，行間に込められたさまざまな工夫を読み解き，介入を使いこなしたり，素敵な活用法を見つけていただきたいと思います。

　さて，コンコーダンス・スキルは，6つの「鍵となる介入」が含まれています．

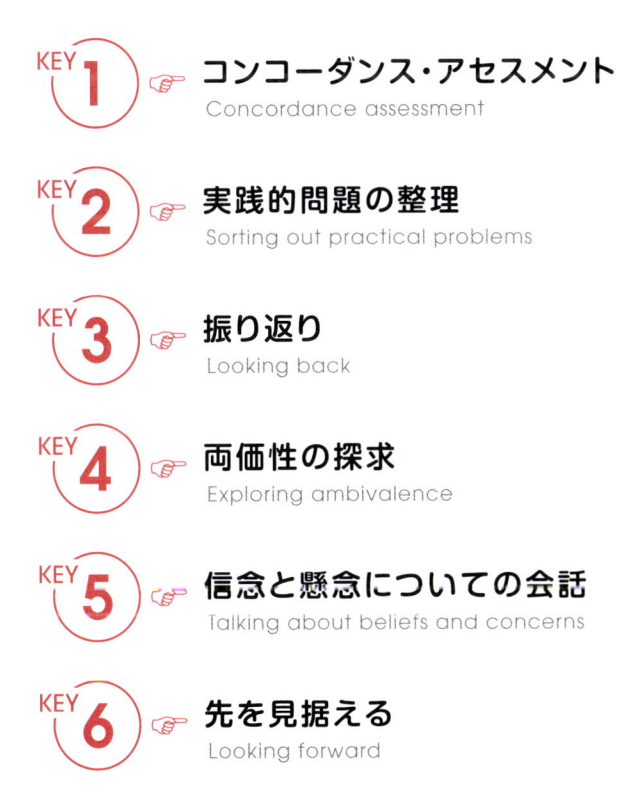

KEY 1 ☞ コンコーダンス・アセスメント
Concordance assessment

KEY 2 ☞ 実践的問題の整理
Sorting out practical problems

KEY 3 ☞ 振り返り
Looking back

KEY 4 ☞ 両価性の探求
Exploring ambivalence

KEY 5 ☞ 信念と懸念についての会話
Talking about beliefs and concerns

KEY 6 ☞ 先を見据える
Looking forward

　これらを，患者との合意やあなたの提案によって行っていきます。どの介入をはじめに行うか，どの介入が必須なのかは特に決まっていません。あなたの臨床経験や人の情動を感じ取るセンスを活かして，適切にアセスメントをしてかかわってください。

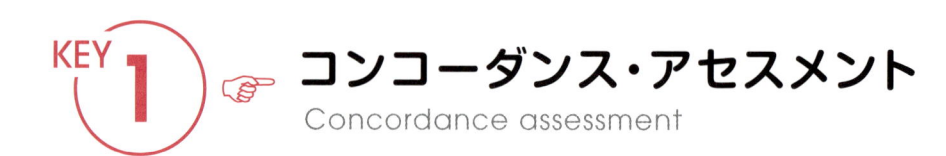

KEY 1 コンコーダンス・アセスメント
Concordance assessment

　自分が受けている薬物療法やその他の治療に関する患者の考えを尋ねるための質問をする［介入］です。特に，以下のアセスメントを重要視します。
- 治療に対する患者の理解（事実関係を知っているかどうか）
- 治療に参加することの考え（アドヒアランス）
- 治療に対する不利益の実感や不安（主に副作用）
- （服薬などの）患者自身が取り組む行動に関する重要性や自信
- 治療に対して生じうる信念や懸念

　通常のアセスメントよりも［コンコーダンス・アセスメント］で重要なことは，治療内容などの事実関係と，不安感や期待感などの感情が関係する部分とを整理することです。また，【スケーリング・クエスチョン（得点化の問いかけ）】のスキルを活用して，患者が考える解決像を語ってもらいます。

基礎的スキル
1. 相手の用いている言葉を使う
2. オープン・クエスチョン（開いた質問）
3. クローズド・クエスチョン（閉じた質問）
4. 要約
5. リフレーミング
6. リフレクション（反応の引き出しと応答）
7. 支持と承認を示す

かかわりを進めるためのスキル
8. コラボレーション（協働性を示す）
9. 反映的傾聴
10. 面接を相互に関係づける
11. アジェンダの設定（面接の枠組みを取り決める）
12. 柔軟に対応する
13. 積極的な治療的スタンス
14. 個人の選択とその責任を強調する
15. コーピング・クエスチョン（工夫の問いかけ）

鍵となるスキル
16. 患者の関心を維持する
17. 抵抗を最小限にとどめる
18. 矛盾を拡大する
19. 情報を交換する
20. スケーリング・クエスチョン（得点化の問いかけ）
21. ミラクル・クエスチョン（創造の問いかけ）

解説

　[コンコーダンス・アセスメント]では，通常のアセスメントに比べて，患者の考えを多く聞きます。治療内容を患者がどんな表現で説明するか，副作用は気になっているか，患者自身が取り組む行動に関する重要性や自信はどの程度か，などです。また，その疾患に特有な信念や懸念があるかもしれません。

　[コンコーダンス・アセスメント]では，特に患者の考えと医療の不調和があるかについて慎重に質問していきます。つまり，全体的なメッセージとしては，「何か困っていることや，疑問に思っていること，不安なことはありませんか？」というものになります。患者のアドヒアランスを評価するために質問をするのではなく（それだと，取り調べになってしまいます），患者にとって医療との不調和の信号である，不安や困難や疑問を医療者の立場から知ろうとするコンコーダンスの姿勢でかかわることが重要です。

　巻末の付録1に，精神科，特に統合失調症患者に関する[コンコーダンス・アセスメント]のための面接用紙を掲載しています。もちろん，患者にすべての質問を行わなければならないというものではありません。医療者が，患者の不安や困難をなるべく少なくしたいという考えをもっていることを伝えて，その患者が困っていそうだと思うことについて優先的に聞いていくとよいでしょう。

　[コンコーダンス・アセスメント]を行う際には，以下のことに気を付けます。

対話するテーマ
- 患者が受けている治療や医療の事実関係（どんな表現かも含む）
- 治療や医療を活用する際に生じている現実的な問題
- 医療の活用（服薬や通院など）や健康行動への前向きさ（アドヒアランス）
- 副作用などに関する経験と心配事（信念や懸念も含む）
- 医療を利用することの重要性や自信の認識

控えるべきこと
- 治療に対する患者の考えや副作用の存在に対して先入観をもつこと
- 患者の発言に対して助言を与えてしまうこと
- 治療に対する積極性があるかないかという視点で質問や返答をすること

- 看護師や医療者が話すことのすべてを患者が行うべきだという前提をもつこと
- すでに結論があるかのような聞き方になること
- 抵抗を無視してアセスメントの面接に付き合せること

状況に応じて行ったほうがよいこと
- 慎重に聞き，会話をもつこと
- 医療者にとって不都合なことであっても，話してくれることに意味があるという姿勢で臨むこと
- オープン・クエスチョンを使用し，患者の反応に丁寧に応えること
- 患者の経験（ストーリー）や考えを知る意味を十分理解し伝えること

　コンコーダンス・スキルは情動や意欲を取り扱う対話技術なので，アセスメントでは動機づけ面接と呼ばれる心理的介入法でよく用いられる，【スケーリング・クエスチョン（得点化の問いかけ）】（156ページ参照）を用います。患者が医療者の評価をとても気にしている場合には，【スケーリング・クエスチョン（得点化の問いかけ）】によって，必要以上に高い得点を得ようとする可能性があります。

　［コンコーダンス・アセスメント］で最も重要な質問は，テーマとなる行動（服薬や通院）に生じている困難や不安，心配事に関する質問です。本来は，患者の困難を小さくするはずの医療が，かえって困難や心配を生じさせているとしたら，そのことを最初に知り，解決しようと工夫するのが患者中心の医療だからです。

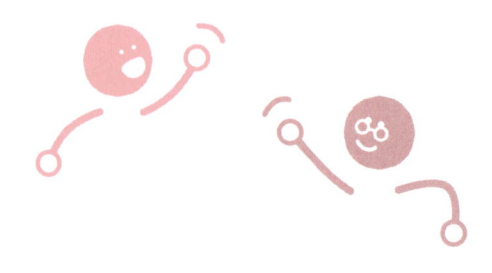

> **実践例**

　Aさんは30歳代の男性です。大学生だった20歳ごろに「変な奴だ」という友人の声が聞こえてきて，友人関係に悩むようになりました。大学のカウンセリングルームに相談をしたのち，病院を紹介されて統合失調症と診断を受け1年間の入院をしました。以後，1度は復学してアパート暮らしをしますが，数年に1回は服薬中断による幻聴の発生が彼を悩ませ，そのたびに入院しています。今回，デイケアで出会って付き合うようになった彼女の声で自分のことをバカにする声が聞こえ，彼自身が気持ちの整理のために入院をしたいと述べたため，入院となりました。服薬中断が疑われたため，看護師による定期的な面接が行われることになりました。

🔴**看護師**：Aさん。今日お時間をいただきましたのは，Aさんがこの病院で飲んでいる薬についての経験や考えをお聞きしたいと思っているからです。おそらく30〜40分かかると思いますが，いいでしょうか？

🔴**患者A**：はい，いいですよ。気持ちの整理にもなりますし。

🔴**看護師**：ではまず，今飲んでいる薬について，Aさんが知っている範囲で教えていただけますか？

🔴**患者A**：え，これって，テストかなんかですか？

🔴**看護師**：いいえ，患者さんによっては，名前で覚えている人もいれば「赤いやつ」「粉のやつ」みたいな覚え方をしている人もいるので，Aさんの覚え方を教えていただきたいんです。もし，Aさんが知りたいと思うことがあれば，それをお伝えすることもできますし。

🔴**患者A**：えっと，○○っていう薬と，△△という薬です。朝と夕方に飲んでいて，寝る前に睡眠薬も飲んでいます。

11.アジェンダの設定

> 🔖**ひと工夫MEMO**　「経験や考え」と表現することで，事実関係とそのことに対する思いの両方を聞くことを伝えています。

17.抵抗を最小限にとどめる

> 🔖**ひと工夫MEMO**　アセスメントをする際には，患者は「取り調べを受ける」「自分がテストされる」などの受け止め方をする可能性があります。患者を評価するためではなく，支援するためだと伝えられるとよいでしょう。

😊**看護師**：なるほど，ありがとうございます。ところで今回は，Aさんの話した内容をこの紙に記録して，あとでAさんにまとめをお渡ししようと思うのですが，いいですか？

😊**患者A**：はい，いいですよ。

😊**看護師**：それでは，ここには○○，△△と書いて，朝と夕方，と……（中略，巻末の付録1に記載されている内容で対話が続きます）……

😊**看護師**：それでは，薬の作用と副作用についてお聞きしようと思います。今まで，薬の副作用について誰かから説明を受けたことはありますか？

😊**患者A**：前にB先生から言われたことはあります。でも，曖昧だったのでよくわかんないです。

😊**看護師**：なるほど。そのままメモしておきますね。Aさんが飲んでいる薬で副作用はどんなものがあるか，知っていることを教えていただけますか？

😊**患者A**：インターネットで調べて，血糖値が上がるかもしれないっていうのは知っています。あとはよく知らないです。

😊**看護師**：なるほど，では「血糖値があがるかもしれない」と書きますね。

😊**患者A**：はい。…ほかにも副作用ってあるんですか？

😊**看護師**：Aさんの飲んでいる薬の場合，体重が増える，喉が渇いて水を飲む回数が増えるという経験をされる人もいると思います。それと，手が震える，便秘になる，性的な面での変化が出る，意欲がわかなくなる，といった経験をされる人もいると聞いています。

😊**患者A**：水は飲むけれど，増えたかどうかはよくわからないです。

😊**看護師**：なるほど，では「水を飲むけれど増えたかどうかはわからない」と書いておこうと思います

ひと工夫 MEMO ここでは，相手の用いている言葉を使って「よくわからない」を返答すると相手を非難するニュアンスになるかもしれないので，「そのまま」という表現にしています。ただしメモでは「よくわからない」を読めるように記しておき，曲解していないことを非言語で伝えています。

1.相手の用いている言葉を使う

ひと工夫 MEMO イメージが湧きにくい質問をする場合，考えられる候補をあげることで答えやすい質問にします。（116ページの「標準化した質問」参照）

1.相手の用いている言葉を使う

が，それでいいですか？

🙂 **患者A**：はい。

👩 **看護師**：ほかには，先ほどのような経験やほかの気になる経験はありませんか？ ── **2. オープン・クエスチョン**

🙂 **患者A**：ないと思います。

👩 **看護師**：Aさんにとって困りごとが少ないほうがよいと思いますので，何か気になることを思い出したら，いつでも教えてください。Aさんを応援する私にとっても大事な話題なので。── **12. 柔軟に対応する** / **8. コラボレーション**

🙂 **患者A**：はい。ありがとうございます。

👩 **看護師**：もう少し話を続けてもかまいませんか？

🙂 **患者A**：はい，いいですよ。

> **ひと工夫MEMO** 疲れた表情が見られる場合など，非言語のメッセージで面接を続けないほうがよいと思ったら，「（お疲れの様子かもしれないので，）今日はここまでにしたいと思いますが，どうでしょう？」と伝えると気遣いが伝わるでしょう。

　ここで紹介したのは，［コンコーダンス・アセスメント］のうち薬の副作用に関する部分です。患者の中には副作用の存在を話したいと思う人もいれば，そうでない人もいるでしょう。この［介入］では「あなたの感じている不利益を知って解決可能かを考えたい」という姿勢が重要で，それが伝わると単なるアセスメントではなく，相手の気持ちを解きほぐす介入になるでしょう。

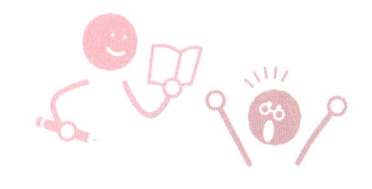

KEY 2 実践的問題の整理
Sorting out practical problems

　患者が解決したいと思っている課題や，達成したいと思っている行動に焦点を当てて，具体的で実践的な方法を見つけ出す支援をする方法です。

　気持ちの準備は整っているがアイデアが浮かんでいない場合や，アイデアをもっていそうだが最初の一歩が踏み出せないでいるような場合に有効な［介入］です。

　通常の問題解決技法よりも重要なことは，問題に着目するのではなく，解決像に着目することです。いわゆるブレーンストーミングの方法を用います。特に【コラボレーション（協働性を示す）】が重要なので，アイデアへの価値づけをしないでたくさんのアイデアが出せるように，また，計画を立てることが楽しくなるようにかかわります。

基礎的スキル
1. 相手の用いている言葉を使う
2. オープン・クエスチョン（開いた質問）
3. クローズド・クエスチョン（閉じた質問）
4. 要約
5. リフレーミング
6. リフレクション（反応の引き出しと応答）
7. 支持と承認を示す

かかわりを進めるためのスキル
8. コラボレーション（協働性を示す）
9. 反映的傾聴
10. 面接を相互に関係づける
11. アジェンダの設定（面接の枠組みを取り決める）
12. 柔軟に対応する
13. 積極的な治療的スタンス
14. 個人の選択とその責任を強調する
15. コーピング・クエスチョン（工夫の問いかけ）

鍵となるスキル
16. 患者の関心を維持する
17. 抵抗を最小限にとどめる
18. 矛盾を拡大する
19. 情報を交換する
20. スケーリング・クエスチョン（得点化の問いかけ）
21. ミラクル・クエスチョン（創造の問いかけ）

解説

　患者自身が具体的な問題を抱えている場合には，問題の発生原因を探すことと，問題解決のための具体的な方法を探すことができます。患者の立場に立ってものごとを進める場合，問題解決のための具体的な方法を見つけることのほうが，患者の情動を前向きにできて，有益です。慢性疾患をもつ患者はさまざまな心理的負担感をもっていることが多く，問題の原因を見出しても解決不能感を抱いてしまう可能性があるからです。

　患者自身が問題に対処するエネルギーをもつためには，自分自身が人生の主人公として解決への階段をのぼることが重要です。具体的には，以下のプロセスが患者の主導で行われるように支援します。

対話するテーマ
- 患者自身の言葉で，本人が抱える問題や解決目標が表現されること
- 目標に対する積極的な解決方法がさまざまに見出されること
- 考え出された解決方法に関する特徴を書き出すこと
- 患者にとって最良の解決方法を考えてもらい，それを実際の行動に移すために必要な段階を考え出してもらうこと
- その計画を振り返る日時を決めること

控えるべきこと
- 患者の問題に対する解決方法を教えること，教えようとすること
- 抽象的な目標を設定すること（たとえば，「主治医とうまくいく」など抽象性・主観性が強い目標が述べられた場合は，どんなことがあるとその感覚をもてそうか，ブレーンストーミングをしましょう）
- 解決方法のアイデアを聞く段階で評価や優劣を付けること
- 解決方法を行うことに過剰な責任や義務を負わせること

必要に応じて行ったほうがよいこと
- 問題よりも解決になる話題をすること
- 現実的で，時間とエネルギーをあてることができそうな目標を設定すること（思わずやりたくなるような目標だとよい）
- 次の対話のときに前向きに振り返れそうな目標を設定すること

- アイデアに優劣をつけずに工夫を引き出すこと
- 次の対話までに取り組めそうなことを話題にすること
- アイデアが浮かび，前向きになったことを喜ぶこと

　この［介入］で重要なことはいくつかありますが，目標に対する積極的な解決方法にさまざまなアイデアが見出されることが特に重要です。困難に直面しているときには，「こんなアイデアには意味がない」と思って具体的な方法を話さない場合もあるでしょう。できるだけ患者自身のアイデアが見出されるように，些細に思えるものでもあげもらうとよいでしょう。

　問題が解決されることは重要な目標ですが，同等またはそれ以上に重要なことは，患者自身が問題解決の過程の主人公になることです。アイデアを見出すこと，アイデアから具体的な方法を選ぶことなど，1つひとつのプロセスを患者自身が取り組めるようにかかわるとよいでしょう。

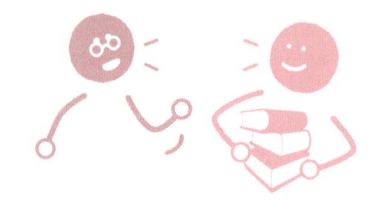

実践例

Bさんは70歳代の女性です。高血圧があり，脳梗塞の高リスク状態と診断されているために，脳神経外科に通院して定期的にMRIで脳の画像検査をしています。血圧を降下する薬（降圧薬）と入眠導入のための薬（睡眠薬）を飲んでいますが，降圧薬をときどき飲み忘れることを気にしています。今のところ重篤な問題は表れていませんが，診察時に患者から医師に相談があり，外来看護師が相談にのることとなりました。

患者B：私，高血圧の薬の飲み忘れをしやすいんです。何かよい方法，ないでしょうか？

看護師：飲み忘れしやすいのですね。ところで，いつの薬を飲み忘れやすいのですか？

患者B：だいたい，夕方の薬です。夕方忘れて，寝る前まで気がつかないこともありますし，そのまま寝てしまって朝に目が覚めてから気づくこともあるんですよ。

看護師：そうすると，今日は夕方の薬を<u>忘れずに飲む方法を考える</u>ことになりそうですね。いろいろな方法がありそうなので，この紙に書いていって，メモを最後にお渡ししようと思いますが，それでよろしいでしょうか？

患者B：はい。お願いします。

看護師：ところでBさんは，夕方の薬を忘れずに飲む方法として，<u>どんな方法がありそうですか？</u>何か，<u>朝や昼にはこんな工夫があるとか</u>，ヒントがあるとよいかなと思うのですが。

患者B：朝とか昼は，飲むときがだいたい決まっているんです。朝は，テレビドラマを見るときに薬を飲むことにしているんです。昼は，午後1時のドラマのときに薬を飲むか，出かけるときはお財布の中か箸と一緒に薬を入れておくので，飲んでます。

11. アジェンダの設定

ひと工夫MEMO：「飲み忘れる」という問題の話題から，「忘れずに飲む」という解決のための話題に変換しています。

2. オープン・クエスチョン

15. コーピング・クエスチョン

ひと工夫MEMO：アイデアを出しやすくするために，Bさんが自信をもっている（できている）朝や昼の薬を飲むときの工夫を明らかにしています。

| 7. 支持と承認を示す

😊**看護師**：なるほど，そういった工夫をされているんですね。Bさんが夕方に薬を忘れずに飲む方法にも，今のことから何かヒントになることはありますか？

😊**患者B**：夕方に見るテレビは毎日違う番組をやっているから，忘れちゃうのよね。

😊**看護師**：なるほど，違う番組だと忘れるかもしれないですね。ただ，今話して下さったこともアイデアなので，「テレビ番組に合わせて薬を飲む」も書いておいてよいですか？

| ひと工夫MEMO　よい方法かどうかの評価よりも「アイデアが出た」ことを話題にします。（ここで誉める言葉を入れるのも，関係性によっては，よいでしょう。ここでは，Bさんが年上の方なので，わざとらしくならないよう誉め言葉はかけていません）

😊**患者B**：あら，そういうのでいいの。

😊**看護師**：もちろんいいですよ。

😊**患者B**：でも，テレビじゃない何かを合図にすればよいのかしらねぇ。

| 2. オープン・クエスチョン

😊**看護師**：テレビじゃない何かというと，どんなことがありますか？

| ひと工夫MEMO　具体的な場面をイメージしてもらうための質問を投げかけています。

😊**患者B**：夕方は，ごはん食べてから…食器を洗って，入れ歯を掃除して，テレビを見て，で，眠くなったら寝る，っていう生活です（笑）。お風呂は，毎日じゃないし。息子から電話がくるときもあるけれど毎日じゃないし。

😊**看護師**：今話して下さったことの中にも，アイデアがありそうですね！

| ひと工夫MEMO　イメージが湧きにくい質問をする場合，考えられる候補をあげることで答えやすい質問にします。

😊**患者B**：あ，入れ歯を掃除する前に薬を飲めばよいのかもしれない。でも，なんかスッキリしないかもしれないねぇ。

| 1. 相手の用いている言葉を使う

😊**看護師**：入れ歯を掃除する前に薬を飲むというアイデアですね！　書きますね。ほかにもありますか？

😊**患者B**：食器を洗うときもいいかしらね（笑）。

| 1. 相手の用いている言葉を使う

😊**看護師**：それも書きますね。「食器を洗うとき」…と。ほかにもありますか？

😊**患者B**：まぁ，そんなところかしら。

🧑‍⚕️**看護師**：それでは，次にこれらの方法の特徴，よい点とそうでない点をあげていただきたいのです。

🧑**患者B**：テレビは，実際今はよく忘れるし，毎日違う番組をやるし，2時間番組とかスペシャル番組が多いじゃない。最後まで見ちゃっていつの間にか寝てるのよね。(…中略，方法の検討が続きます…)

🧑‍⚕️**看護師**：ここまでにあげた方法の特徴が出揃いましたね。どの方法が，Bさんにとって快適でやってみたいと思いますか？

> ひと工夫MEMO 複数の選択肢がある中から，具体的行動を選ぶように勧めています。

🧑**患者B**：入れ歯を洗うときね。

🧑‍⚕️**看護師**：さきほども，「よいこと思いついた」っていう感じの表情をされていましたものね。どんな方法で入れ歯を洗うときに薬を飲みましょう？　どこに置いておくとか。

> **6. リフレクション**

> ひと工夫MEMO 「よい方法」という評価を与えるのではなく，場面を共有した感覚を優先して伝えています。

> **2. オープン・クエスチョン**

🧑**患者B**：えっと，……（具体的な方法）。

🧑‍⚕️**看護師**：（メモしてから）なるほど。私はBさんの家に行ったことがないけれど，とてもイメージが湧きました。

🧑**患者B**：なんとなく，やってみようって思ったわ。ありがとう。

🧑‍⚕️**看護師**：もしよかったら，次の外来のときに，やってみてどうだったか，教えてくださいね。

> **10. 面接を相互に関係づける**

　困難に対処するためには，まずはアイデアをあげることが大事です。あなたのアイデアを提案することも悪くはないですが，協働性を高めるために，できれば，患者自身のアイデアが湧くように支援しましょう。アイデアに詰まる場合には「アイデアを得るためのアイデア」がとても有益です。

KEY 3 ☞ 振り返り
Looking back

　患者や私たちの心に引っかかっている経験を丁寧に振り返る［介入］です。この［介入］をすることで，否定的な経験をも共有できる関係であることを実感したり，経験と感情の関係や時間的経過に伴う因果関係を整理することができます。特に，病気に対する否定的な考えがある（または，病識がない）方と接する場合には，この介入を用いて入院や病状の悪化に関与するエピソードを振り返るとよいでしょう。

　ここで重要なことは，ただ単に相手の話の感情だけを拾い上げるのではなく，時間経過に沿った事実関係の整理や，経験と感情の関係の整理をすることです。ただし，入院や病状の悪化に関与するエピソードを話したい人はほとんどいないので，【抵抗を最小限にとどめる】スキルと【柔軟に対応する】スキルが強く必要になる［介入］です。病識をもってもらうためというよりも，未来に起こりうる同様の経験を防ぐためであると伝わることが大切です。また，失敗経験を過度に受け入れて自己効力感が低い場合には，自己効力感を高めるかかわりが必要になります。

基礎的スキル
- 1. 相手の用いている言葉を使う
- 2. オープン・クエスチョン（開いた質問）
- 3. クローズド・クエスチョン（閉じた質問）
- 4. 要約
- 5. リフレーミング
- 6. リフレクション（反応の引き出しと応答）
- 7. 支持と承認を示す

かかわりを進めるためのスキル
- 8. コラボレーション（協働性を示す）
- 9. 反映的傾聴
- 10. 面接を相互に関係づける
- 11. アジェンダの設定（面接の枠組みを取り決める）
- 12. 柔軟に対応する
- 13. 積極的な治療的スタンス
- 14. 個人の選択とその責任を強調する
- 15. コーピング・クエスチョン（工夫の問いかけ）

鍵となるスキル
- 16. 患者の関心を維持する
- 17. 抵抗を最小限にとどめる
- 18. 矛盾を拡大する
- 19. 情報を交換する
- 20. スケーリング・クエスチョン（得点化の問いかけ）
- 21. ミラクル・クエスチョン（創造の問いかけ）

解説

　[振り返り] では，これまでに患者が経験した治療体験や疾病体験について振り返り，感情の整理や生活と治療との調和に関する考察を行います。この [介入] は，精神疾患，生活習慣が原因とされる病，HIV などのような受容し前向きにかかわるまでに時間や工夫が必要といわれている疾病では特に必要となる場合が多くみられます。

　ただし，この [介入] には多くのリスクを伴うため，特に熟達したスキルが必要です。疾病の否認がある時期に治療を受けると，治療体験にも否定的な印象や感想をもつ可能性があります。また，治療体験に関する [振り返り] は失敗体験の振り返りとなりやすく，語りによって自信を失ってしまう危険や，自分ではなく治療の失敗だという主張によって対立関係が生み出されてしまう危険もあります。

　そこで，[振り返り] では，ストーリーが曖昧にならないように重要な時点を1つ決めた上で，2つの観点から患者のストーリーを整理します。整理するべき2つの観点とは，①時間の前後関係を整理すること，②経験と感情／判断と行動の関係を整理すること，です。

　まず，①時間の前後関係の整理では，よくあるストーリーである「自分は治療や保健行動を適切に行っていたのに具合が悪くなった，だから治療への参加や保健行動ができなくなった」という因果関係の確認または整理のために行われます。印象的なエピソードや具体的な日付などを用いて生活を振り返ることで，治療や保健行動と患者自身の生活との関連が浮き彫りになるでしょう。

　②経験と感情／判断と行動の関係の整理をすることも重要です。たとえば「具合が悪くなってストレスを感じた」という経験を丁寧に振り返ると，具合がよいときと悪いときの感覚的な違いを知るきっかけになります。また，強い感情体験を整理して聞くと，「ストレスに感じる出来事があって，治療をやめて具合が悪くなった」といった物語の順序が変わることがあります。なので，批判的にならないように注意しながら，丁寧に振り返る必要があります。さらに，経験と感情／判断と行動をそれぞれ整理すると，患者に独特と思われる因果関係で結びついている場合があります。この場合は [両価性の探求] や [信念と懸念についての会話] が有効なことが多いので，患者独特と思われる考えを扱うのは場面を改めてからがよいでしょう。

　患者は疾病を受容しているものの自信を失っている場合には，自己効力感を

高めるための積極的な意味づけをする【リフレーミング】が有効です。たとえば，「薬を飲み忘れまいと気をつけていたのに，どうしても夜は飲み忘れが多くて，徐々に夜に眠れなくなってきた」と落ち込んでいる場合には，飲み忘れまいと気をつけて実行していたことを整理して（判断と行動の整理にあたります）患者の言葉を用いて返答することで，ある程度有効だった患者の行動を明らかにすることができます。

対話するテーマ
- 治療体験のうち，とても印象深い出来事（たとえば退院や入院，病名の告知などがあがることが多いと思います）をあげてもらう
- 印象深い出来事を軸に，その前後の経験を振り返る
- 必要に応じて，経験と感情／判断と行動の関係を明らかにする
- 日付や時間帯のキーワードをもとに，具体的なストーリーを聞く

控えるべきこと
- ある経験を失敗だと結論づけること（失敗を糾弾するための［振り返り］ではない）
- 何が問題だったかの原因探しをすること

必要に応じて行ったほうがよいこと
- 否定的にのみ捉えられている出来事には別な意味を付与する（【リフレーミング】のスキル）
- 疾病の治療や予防に有効なことを，振り返ったストーリーから考察する
- 今後の自分の暮らしに活かせる要素は何かを尋ねる
- 患者が試みて実行したことを話題にして明確化する（患者からみて望ましい行動の強化）
- 治療や予防行動に取り組むことで得られる結果を一緒に予想する

　もし，［振り返り］の中で自己に対する否定的なエピソードばかりが語られる場合には，その困難なエピソードから現在に至るまでの工夫を明らかにします。その際，否定的なエピソードの中に，感情と行動の順序が入れ替わっている場面はないかを整理して聞いてください。もし，感情と行動が入れ替わっている可能性があったら，日付などを聞いて丁寧に振り返ります。

> **実践例**

Cさんは40歳代後半の男性で営業職です。1年半前のある夜中に居酒屋で意識消失を経験し、救急センターでTIA（一過性脳虚血発作）の疑いと診断されました。その1カ月後に病院へ1度通院したものの、それからは通院せずに過ごしていました。このたび、再び居酒屋で意識消失を経験し、同じ救急センターへ搬送されました。同様の症状であることからTIAと診断され、翌日に受け持ち看護師がCさんと経験を振り返ることにしました。

看護師：Cさん、具合はいかがですか？

患者C：あぁ、もうすっかりいいです。しかし、やっちまいました。あなたの顔も覚えていますよ。前もお世話になりました。

看護師：私も、朝にカルテを見ていて思い出しました。よかったら、前にお会いしたときから今日までのこと、少し教えていただけないでしょうか？

患者C：えっ、看護師さん、やさしい顔で怖いこと言いますねぇ。私の生活知ったら、きっと怒りますよ。

看護師：いえいえ、Cさんもお仕事やご家庭があるでしょうから、健康のための生活に専念することも難しいと思うのです。実際の経験を知れば、何か力になれることもあるかもしれません。

> **ひと工夫MEMO** 困難の存在を積極的に認めることで、患者の恐れを軽減しようとしています。
>
> **16. 患者の関心を維持する**

患者C：わかりました。2回目ですしね。どこから話しはじめたらいいですかね？ 前回の入院からですか？

看護師：そうですね、お願いします。前回の入院はいつごろでしたっけ？

> **2. オープン・クエスチョン**

患者C：あれは去年の3月ですよ。営業成績で全国3位になって表彰されたんです。そのお祝いを会社で開いてもらって、その2次会だったんですよ。いやー飲みすぎましたね。だから最初は飲みすぎて

倒れたと思われたんです。

看護師：なるほど，お祝いの席のあとだったのですね。きっとCさんもまわりの方も驚いたでしょうね。その後このセンターに搬送されて，翌日には退院するわけですね。そのあと，このことではどんなことがあったんですか？

患者C：退院のときに，「脳梗塞のリスクがあって，病気みたいなものだから」って言われて，その場で1カ月後の受診の予約をしました。

看護師：なるほど。退院の前に医師や看護師と話したこととか，退院のときに予定していたことを教えていただけませんか？

患者C：血液検査の結果を見せられて，「コレステロールが高いから，気をつけてください」って言われました。営業だし無理だろうなぁと思っていたんですけれど，やっぱり無理でした（笑）。そりゃぁ，こうなりますよね。家族のために，追加で生命保険に入れないですかね。無理ですかねー（苦笑）。

看護師：Cさん自身が無理だろうと思いつつも1年半は無事だったわけですし，脳梗塞じゃない段階ですから，私は，何かCさんがしていたことがあったんじゃないかと思っているんです。そんな状況のCさんがしていたこと，あったのではないですか？

患者C：えっ。いやー，だって仕事終わったら10時過ぎっていう生活でしたから。あっ，でもジムに通っていましたよ。

看護師：ジムに通っていたんですね。それはいつごろですか？

患者C：それこそ，コレステロールを下げろって言われてすぐに契約したんです。それでその1カ月は週3回くらい，がんばって通いましたねー。でも1カ月後の診察であまり変わってなくて，がっかりして辞めちゃいました（苦笑）。

ひと工夫MEMO：基本的には医療（医療者）とのかかわりを振り返るのですが，別な話題を遮ることはあまり行いません。

2. オープン・クエスチョン

ひと工夫MEMO：「どんな」という質問で【オープンクエスチョン】にしています。

ひと工夫MEMO：「予定していたこと」と述べることで，具体的な行動と意図を思い出してもらっています。

ひと工夫MEMO：「無理でした」という全否定に近い答えが出てきたので，「困難に対処し問題を軽減したはずのCさん」というメッセージを伝えています。

5. リフレーミング

15. コーピング・クエスチョン

1. 相手の用いている言葉を使う

ひと工夫MEMO：時間軸で整理しようとしています。

😀**看護師**：そうですか。そうすると，1カ月後の診察までジムに通うという<u>工夫があったん</u>ですね。<u>診察を境にまったく行かなくなったんですか？</u>

😀**患者C**：いえいえ，次の月も会費がもったいないって，週1回くらい通っていました。今はほとんど会費の無駄遣いですけど（笑）。

😀**看護師**：<u>入院を避けることや健康であることのために 行動を起こしていたんですね。</u>

😀**患者C**：まぁ，1カ月坊主です（笑）。

😀**看護師**：<u>2カ月以上坊主</u>だと思いますよ（微笑）。

😀**患者C**：いやぁ…でも，ありがとうございます（笑顔）。

😀**看護師**：ほかにも，<u>何か工夫があったん</u>ではないですか？

😀**患者C**：あぁ，思い出しました。妻に隠そうとしたけど，浮気と疑われて結局バレて（笑），野菜中心の食事にしてくれましたよ。自分の工夫じゃないですけれどね。（…以下，振り返りが続きます）

---

5. リフレーミング	
3. クローズド・クエスチョン	
ひと工夫 MEMO：「工夫」「行動を起こす」などの前向きな表現で，健康に対する自己効力感を高めようとしています。	
5. リフレーミング	
9. 反映的傾聴	
5. リフレーミング	
ひと工夫 MEMO：「1カ月坊主」という3日坊主をアレンジした自嘲気味のユーモアに類似のユーモアで返答しています。	
15. コーピング・クエスチョン	
ひと工夫 MEMO：「工夫」という表現を繰り返しています。	

　疾病をある程度以上受け入れている患者が入院したり検査値が悪くなると，自己効力感が低くなって自分の健康から目をそむけようとする傾向がみられます。また，自罰的または他罰的に偏ると，どちらにしてもアドヒアランスが低下する危険があります。時間関係や経験と感情の関係を整理して，適度なバランスをもった疾病との付き合いを模索するとよいでしょう。

KEY 4 両価性の探求
Exploring ambivalence

　多くの行動に含まれている両価的な要素を隠さずに明らかにすることで，心理的な圧迫感を軽減する［介入］です。服薬や通院などの医療を利用する行動には，「生命を守る」「健康である」といった普遍性の高い価値観が存在するために，その行動に潜む不利益や心配事が無視されがちになります。医療者が不利益を無視しないで話題にする姿勢を明らかにすると，多くの患者が我慢を強いられていた事象が見えてくることでしょう。

　「両価性」とは，「よいこと－悪いこと」「利益－不利益」などのような対極にある価値を両方含むという意味です。協調する医療関係の鍵になるかかわり方で，【支持と承認を示す】や【矛盾を拡大する】などのスキルを用います。

基礎的スキル
- 1. 相手の用いている言葉を使う
- 2. オープン・クエスチョン（開いた質問）
- 3. クローズド・クエスチョン（閉じた質問）
- 4. 要約
- 5. リフレーミング
- 6. リフレクション（反応の引き出しと応答）
- 7. 支持と承認を示す

かかわりを進めるためのスキル
- 8. コラボレーション（協働性を示す）
- 9. 反映的傾聴
- 10. 面接を相互に関係づける
- 11. アジェンダの設定（面接の枠組みを取り決める）
- 12. 柔軟に対応する
- 13. 積極的な治療的スタンス
- 14. 個人の選択とその責任を強調する
- 15. コーピング・クエスチョン（工夫の問いかけ）

鍵となるスキル
- 16. 患者の関心を維持する
- 17. 抵抗を最小限にとどめる
- 18. 矛盾を拡大する
- 19. 情報を交換する
- 20. スケーリング・クエスチョン（得点化の問いかけ）
- 21. ミラクル・クエスチョン（創造の問いかけ）

解説

　世の中の行動の多くには両価性が潜んでいます。たとえば，素敵な雰囲気のカフェで食事をしていて予定外のデザートを勧められたとき，あなたの頭の中には「おいしそう！」「もう少しこのカフェでゆったりしたい」などの気持ちと「お金がかかるなぁ」「ダイエットに悪いなぁ」などの気持ちが生じることでしょう。ある行動を決断したり維持したりするときには，この両価性をなんらかの形で納得する必要があります。

　行動を決断したり維持したりすることを妨害するのは，多くの場合は「漠然とした不安や疑問」，または「気づかないことにしている何か」です。そうした場合に，その行動のメリットをいくら主張しても，心理的な意味での後押しにはなりません。むしろ，もう一方で存在している不安や疑問，抑圧している気持ちや事実を明らかにして，その両価性を共有するとかえって気持ちが前向きになります。そこで，両価性を包み隠さず明らかにし，心理的な負担を減らす支援をしていきましょう。

対話するテーマ
- 服薬や通院，健康行動など，両価性を扱ったほうがよい行動を明らかにする
- その行動をする上で，よくないこととよいことを列挙する
- その行動をしない上で，よいこととよくないことを列挙する

控えるべきこと
- 行動することへの賛成を主張すること
- 行動しないことへの賛成を主張すること
- 患者の心配や疑問に対してその場で解説をつけ，心配を話す行為を否定的に扱うこと
- 心配や疑問といった気持ちの問題を軽いものだと決めつけて扱うこと
- 生命や健康といった強力な価値観を患者に押し付けること
- 両価性を示す考えを患者が思いつくままに主張すること

必要に応じて行ったほうがよいこと
- 面接の方向性をはじめに話すこと

- 不安や疑問など，医療に関するよくないことをはじめに話題にすること
- 過去の経験は事実として，現在の不安や疑問は感情や疑問として取り扱うこと
- 不安や疑問に関連する経験がある場合，その関係を聞いておくこと
- 一般論や噂話よりも，患者の経験や知識に基づいたことを明らかにしようとすること

　この［介入］の重要ポイントの1つは，行動をすることのよくないこと（デメリット）から話題にする点です。患者は，いつも薬や治療のメリットを聞かされているため，メリットを話すようにいわれると，「看護師から試験されている」という印象を与えてしまいます。デメリットを積極的に話題にすることで，患者の立場に沿って考えているという立場を具体的に表明することができます。

　また，患者が副作用を感じている場合でも，それを話すことに恐れを抱いていることが多くあります。副作用の経験や不安を話すことは，患者の経験を医療者が理解するために重要です。一方的な聞き取りにならないように，【個人の選択とその責任を強調する】【情報を交換する】などのスキルを活用するとよいでしょう。

　［両価性の探求］をすると，患者の服薬や通院に関係のある経験や考えが浮かび上がってきます。そして，行動の多くを左右しているのは事実や知識ではなく，不安や疑問，期待や利益の実感などの感情的な側面であることも浮かび上がってくるでしょう。この［介入］を行う際には，患者に内在している矛盾する考えが明らかになることも多いので，対立を煽らないようにしながら矛盾を明確にしていきましょう。

> **実践例**

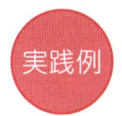

Dさんは20歳代の女子学生です。医療職の国家試験を2カ月後に控えて勉強に勤しんでいます。高校生のときに鉄欠乏性貧血とわかり，3年前から大学内のクリニックで薬の処方を受けています。しかし，ここ1年ほどは薬を飲んでいないために立ちくらみなどの症状を強く自覚するようになりました。受診はほぼ定期的に行っていて，クリニックの看護師もDさんと顔なじみになっていたため，看護師がDさんの話を聞くことにしました。

患者D：あ，看護師さん，今は暇なんですか。今日もヘモグロビン低かったですね（笑）。

看護師：いま患者さんがひと段落したところよ。ヘモグロビン値が7くらいだものね。さっき，先生にもちょっと怒られていたね。「なんで飲まないの?!」って。

患者D：ねぇ（舌を出して笑顔）。

看護師：実際貧血で困っているのに薬飲まないって，何か困っていることが別にあるからでしょ。

> **18.矛盾を拡大する**
>
> 🔧**ひと工夫MEMO**：通常はシートを用いて紙に書き込みながら行いますが，外来場面で予定していた面接ではないので，口頭で対話しています。

患者D：えー，一番は便秘になることですよ。

看護師：薬で便秘になっていたの？　それ，最近のこと？

患者D：そう，やっぱ鉄をとるとそうなるのか…ここだけの話ですけど1週間出なかったこともあるし，お腹が痛くなるときもあるし。

看護師：そうなの，なるほど。ほかにも，あの薬を飲むことで困ることとか不安なことって，何かあるの？

> 🔧**ひと工夫MEMO**：はじめの質問では「困ること」としていましたが，主観的な見方も話せるように「不安なこと」という表現も付け加えています。

患者D：ほかにですか？　例えば，薬よりはサプリメントのほうがいいじゃないですか，なんとなく病気じゃない感じがするし。でも，クリニックで出してもらう薬だと安いし。

看護師：クリニックの薬だと，病気っぽい感じが

するってこと？

患者D：だって，なんかあの，病院で出される薬って感じのパッケージだし。間違いなく人前では飲めないよ。病人扱いされそうじゃない？

看護師：あー，なるほど。人前では飲みにくい感じがするのね。病人扱いされそうな感じ，かぁ。なるほど，ほかにもある？

患者D：まぁそんなとこ。

看護師：じゃあ，反対に，薬を飲むいいことってある？

患者D：えー，なんかのテストみたい（笑）。

看護師：そうねぇ，でもテストじゃなくて，Dさんが実感していることを教えて。

患者D：えーそしたら，ないよー。一応鉄欠乏性貧血を改善するっていわれたけれど，1カ月くらい飲んだけれど効いた感じしなかったもん。

看護師：そしたら，「ない」で十分よ。だって薬を飲むことの意味を感じていないというの，事実だもの。

患者D：しいていえば，1つあるよ。飲まないときよりは立ちくらみが減る。

看護師：なるほど。立ちくらみが減るのね。

患者D：消極的なメリット（笑）。

看護師：ふふふ。じゃあ逆に，薬を飲まないメリットもある？

患者D：薬を飲まないメリット……うーん，ないんじゃない？

看護師：本当にない？

患者D：あっ，お金がかからなくて済む（笑）。

看護師：確かにサプリメントより安いとはいえ，お金かかるもんね。

患者D：そんなとこかなぁ。

看護師：薬を飲まないデメリットって，どんなこ

---

5. リフレーミング

ひと工夫MEMO　「飲めない」を「飲みにくい感じがする」と言い換えて，主観的な見方であることを暗に伝えています。

1. 相手の用いている言葉を使う

17. 抵抗を最小限にとどめる

ひと工夫MEMO　患者を評価するためのものではなくて，患者の実感を知りたいという姿勢を明らかにしています。

1. 相手の用いている言葉を使う

ひと工夫MEMO　薬を飲むことのメリットを強調することもできますが，本人が実感していないという事実を優先することで，患者中心に物事を進めている姿勢を表明します。

1. 相手の用いている言葉を使う

とがありそう？

😊患者D：えー，立ちくらみが増える。あー。あと，ちょっと罪悪感。

👩看護師：罪悪感？

😊患者D：薬飲むって言っていながら飲まないと，ちょっと罪悪感を感じるんだよねぇ。わたし，よい子だから（笑）。

👩看護師：そっか。立ちくらみが増えるのと罪悪感ね。　　　　　　　　　　　　　**4. 要約**

😊患者D：看護師さん，おもしろいこと聞くね。

👩看護師：そう？　確かにそうかもね。薬を飲むのと飲まないのって，いろんな気持ちが混じるものだからね。せっかくだから聞いてみようと思って。

😊患者D：最初はめんどくさい話だなって一瞬思ったけれど，でも，話して少しスッキリしたよ！

👩看護師：（笑顔）

> **ひと工夫MEMO** 薬を飲むことを「めんどくさい」と最後に言っていますが，あえてこのときには話題にしていません。

😊患者D：罪悪感減ったけど，薬を飲むめんどくささも減ったかも。

👩看護師：また，次の外来のとき，よかったら話を聞かせてね。　　　　　　　　　**10. 面接を相互に関係づける**

😊患者D：はーい。じゃ，また来ますね！

　［両価性の探求］を行うことで，多くの場合，患者は自分の考えを素直に表出する機会を得ることになります。ただし，看護師に対して警戒感をもっている場合には，患者はあまり両価性を話さないでしょう。その場合は抵抗となって現れるので，スキル【抵抗を最小限にとどめる】を活用して柔軟に対応してください。何よりも患者との対立関係にならないようにすることが重要です。

KEY 5 　信念と懸念についての会話
Talking about beliefs and concerns

　信念や強い懸念といった固定的な考えをあえて話題にすることで，信念や懸念の根拠をもとに論理的に考察を深めていく［介入］です．多くの場合，［両価性の探求］では個性的すぎて扱いにくい考えや医療の立場からは否定したくなるような考えを［信念と懸念についての会話］では扱います．すなわち，患者が触れたくない考えのごく近くを扱うことになります．そのために【抵抗を最小限にとどめる】スキルがかなり要求されます．

　また，［信念と懸念についての会話］では，コンコーダンス・スキルの6つの［介入］の中でももっとも客観的な情報を必要とします．薬や治療に関するエビデンスをある程度以上知っていることが重要ですし，【積極的な治療的スタンス】で臨むことが求められる［介入］です．

基礎的スキル
1. 相手の用いている言葉を使う
2. オープン・クエスチョン（開いた質問）
3. クローズド・クエスチョン（閉じた質問）
4. 要約
5. リフレーミング
6. リフレクション（反応の引き出しと応答）
7. 支持と承認を示す

かかわりを進めるためのスキル
8. コラボレーション（協働性を示す）
9. 反映的傾聴
10. 面接を相互に関係づける
11. アジェンダの設定（面接の枠組みを取り決める）
12. 柔軟に対応する
13. 積極的な治療的スタンス
14. 個人の選択とその責任を強調する
15. コーピング・クエスチョン（工夫の問いかけ）

鍵となるスキル
16. 患者の関心を維持する
17. 抵抗を最小限にとどめる
18. 矛盾を拡大する
19. 情報を交換する
20. スケーリング・クエスチョン（得点化の問いかけ）
21. ミラクル・クエスチョン（創造の問いかけ）

解説

　［コンコーダンス・アセスメント］や［両価性の探求］をしていると，患者の考えが医療者の考えと一致しにくい場合があります。「薬は自分を攻撃する毒である」とか，「薬を飲み続けていると自分が自分でなくなってしまう」とか，恐怖や拒否感を伴った強い考えを患者は抱いていることがあります。恐怖や拒否感を伴うほどに強い考えをもつようになると，［両価性の探求］を用いて冷静に評価することは困難になります。また，場合によっては恐怖や拒否の感情が医療者に向いてしまい，医療者に対する不信感や攻撃性となってしまう場合もあるでしょう。

　そこで，強い感情を伴っている考えについては，両価性とは異なる扱い方で対話をすることになります。具体的には，以下❶～❺のような順序で行うことになります。

対話するテーマ
- ❶ 今回取り扱おうとする信念や懸念を決める
- ❷ その信念や懸念を感じている度合いを100点満点で評価してもらう
- ❸ 100点ではない場合，その信念や懸念を感じるに至った根拠（経験や知識）と，その残りの点数分の根拠（経験や知識）を話し合う
- ❹ 必要に応じて，❸で登場したことの正反対のことを一緒に考える
- ❺ 話し合うことで，信念や懸念に対する考えに変化がみられるかどうかを尋ねる

控えるべきこと
- 患者の主張を否定するかのような口調で話すこと
- 患者の主張を馬鹿にするような口調で諭すこと
- 患者の信念を訂正する目的で話すこと

必要に応じて行ったほうがよいこと
- 薬や治療に対する考えを患者に尋ねる
- 患者が抱いている信念の根拠やそれに反する事柄をそれぞれ考えてみるよう励ますこと
- 適切な頻度で要約すること

この［介入］の1つのポイントは，信念や懸念を100点満点で評価してもらうことです。多くの人は，信念や懸念を100点満点とは言いません。強く思っている考えであっても，何パーセントかの疑いをもっていることがほとんどです。その疑いをきっかけに，患者の信念や懸念を氷解させる手がかりを探すのが，この介入の1つの醍醐味です。

　［信念と懸念についての会話］が必要と思われる患者の中には，病気を受け入れたくない気持ちを合理化するために，あえて医療への強い拒否の信念をもつ場合があります。その場合，信念や懸念の対象が，対話をしているあなた自身に向けられてしまうこともあります（たとえば「あなたたち看護師全員で私をイジメている」）。もし，その患者に対して行動制限などを行っているなど，その考えに根拠があるともいえる場合には，「そんなことはありませんよ」と無理に反対の立場を示しても対立関係が埋まらない可能性があります。そうした場合には「私がもしもそのような経験をしたら，あなたが思うようなつらさを味わうと思う」という因果関係を認めることで，相手に許しのプロセスに進んでもらうことを探るとよいでしょう。

実践例

　Eさんは50歳代の男性です。自営業を営んでいて，長く健康診断を受けていませんでした。久しぶりに受けた健康診断で糖尿病であることが判明し，進行を遅らせるために1週間の教育入院となりました。食事の直前に飲む抗糖尿病薬が処方されることになりましたが，その直後に家族がナースステーションに来て「『薬を長く飲むとかえって体が悪くなるから飲まない』と言っている」と相談があり，糖尿病療養指導士でもある看護師が相談にのることとなりました。

　まずEさんと情報の共有をして，それから薬を飲むことについて話すことになりました。

😊**看護師**：Eさん，先ほどはいろいろな話題でEさんのお考えをうかがってきました。その中でも，薬を飲むことについてのEさんの考えをもう少し知りたいと思っています。

　　11. アジェンダの設定

😊**患者E**：さっきも言ったけどね，薬は飲まないでやりたいんだよ。糖尿病って生活習慣の病気でしょ。生活習慣でなんとかするからさ。

　　ひと工夫MEMO　抵抗のサインである「無視する」（薬について話したいという提案にYESもNOも言っていない）が現れたので，抵抗への対処を行っています。

😊**看護師**：そうですか，私はEさんの退院後の暮らしがよりよいものになればと思っています。だから，Eさんが薬を飲むことについて心配に思っていることを話題にできればと思いますが，もちろん生活習慣の話題でもかまわないです。どんな話題だと，Eさんにとっていいですか？

　　17. 抵抗を最小限にとどめる
　　12. 柔軟に対応する

😊**患者E**：あのさ，薬を飲むとかえって体に負担がかかるでしょ。そこんとこ，先生は話さないじゃない。

😊**看護師**：体に負担がかかるイメージがあるのですね。そういったことを先生が話さないことがご心配なのかなと思いました。

　　1. 相手の用いている言葉を使う
　　ひと工夫MEMO　通常はここで得点化を行いますが，Eさんの抵抗感を和らげることを優先するために，Eさんの言葉に共鳴するような応答をしています。

😊**患者E**：俺はさぁ，生まれてこの方，病院にかかっ

たことがないのが自慢だったんだ。家に帰ってから薬を飲む生活なんて，うちのヤツには見せられねぇよ。

看護師：なるほど…。話しにくいかもしれないですけれど，もし薬を飲んでいる姿をご家族に見られたら，どんな変化がありそうですか？

> ひと工夫MEMO:「見せられねぇよ」という主観的で抽象的な発言を踏まえて，具体的な情景を聞いています。
>
> **2. オープン・クエスチョン**

患者E：え？　うーん，仮にも俺は一家の主だから，そんな俺が病人となったら，主として家族に示しがつかないよ。

看護師：なるほど，薬を飲まないと強くおっしゃっていらっしゃいましたが，それは，薬を飲むと体に負担がかかるという思いと，薬を飲む姿を家族に見られると家族に示しがつかないという思いがあるのですね。なんだか，Eさんの気持ちがとてもよくわかりました。

> ひと工夫MEMO: ここまでの話を要約しています。
>
> **4. 要約**

患者E：だろ。あなたも知ってると思うけど，うちは自営業だしさ。

看護師：はい，そういったことが気になると，私たちの話を聞きたくないって思ってしまうと思います。

> **7. 支持と承認を示す**
>
> ひと工夫MEMO: まずはこちらが，Eさんの考えに協調していることを表明しています。

患者E：まぁな。先生の言うこともわかるんだけどよ。

看護師：もう1つ，ちょっと面倒な質問をしてもいいですか？

> **16. 患者の関心を維持する**

患者E：え，なんだい。いいよ。

看護師：あの，さっきの「薬を飲まない」っていう気持ち，絶対死んでも飲まないっていうくらい強い気持ちを100，その逆で，絶対飲む，薬を飲まないなんて信じられないっていう気持ちを0としたら，（両手を広げて）どのあたりですか？

> **20. スケーリング・クエスチョン**
>
> ひと工夫MEMO: ここでは【スケーリング・クエスチョン】を用いて信念への介入を試みていますが，場合によっては【抵抗を最小限にとどめる】までで対話を終えるという選択もできます。

患者E：えぇ，うーん，70点かなぁ。

看護師：その70点って，薬は体に負担がかかるというイメージと，家族に示しがつかないという2

つのこと以外にも理由があったら教えてください。

患者E：いやぁ，そのほかはないよ。先生もあなたも信頼しているから，それだけだ。

看護師：あの，残り30点は，どんなことを考えて30点にしたんですか？

患者E：まぁ，なんとなく。

看護師：あの，さっきあげていただいた，「薬は体に負担がかかる」とか，「薬を飲むと家族に示しがつかない」の逆のことを考えてみたいんですが，どうでしょう？

患者E：え，逆？

看護師：はい，たとえば，「薬は体に負担がかかる」の逆は…

患者E：「体に負担にならない」ってことかい？

看護師：はいそうです。あとは…

患者E：「薬を飲んでも家族は変わらない」とか。

看護師：そうです。そういう考えももてるかもしれないと思うんですが，何かそういう考えになりそうな出来事，ないですか？

患者E：まぁ，うちのヤツは大丈夫そうだな（笑）。

看護師：（笑顔で）このことでご家族は変わらないって思うんですね。

患者E：まぁな。なにせ，長年連れ添ったくされ縁の夫婦だからよ。

16. 患者の関心を維持する

> **ひと工夫MEMO** 信念と逆の考えを話題にするときには，考え自体を扱うよりも，その考えを支えている経験や知識や感覚を明らかにするとよいでしょう。

　信念や強い懸念への対処は，医療者や疾病への否定的感情を表面化させる可能性が高いものです。対立関係を生み出しやすいので，型通りに進めようとはせずに，柔軟に抵抗への対処を行いながら進めるとよいでしょう。信念や懸念について言葉にしてかかわることで，不信感の応酬を終えることができるかもしれません。

KEY 6 先を見据える
Looking forward

　患者のもつ夢や希望，ライフスタイルを明らかにする［介入］です。［先を見据える］ことで，問題や困難にばかり目が向いていた医療者や患者・家族の視線を未来へと向けることもできます。また，患者自身が現在や未来の生活に希望を見出せなくなっている場合に，夢や希望を話すことで，それを達成しやすい道筋を見つけることもできます。［先を見据える］対話は，夢や希望へ至る道筋を価値観と強みによって見出す，地図づくりのようなものです。

　この［介入］を行う際に重要なのは，支援者自身が患者の未来や自分の未来をある程度以上の確信のあるものとしてイメージすることです。すなわち，相手の話の中に可能性の芽を見出したり，信じたりできることが重要です。【リフレーミング】や【柔軟に対応する】といったスキルがよく用いられます。

基礎的スキル
- 1. 相手の用いている言葉を使う
- 2. オープン・クエスチョン（開いた質問）
- 3. クローズド・クエスチョン（閉じた質問）
- 4. 要約
- 5. リフレーミング
- 6. リフレクション（反応の引き出しと応答）
- 7. 支持と承認を示す

かかわりを進めるためのスキル
- 8. コラボレーション（協働性を示す）
- 9. 反映的傾聴
- 10. 面接を相互に関係づける
- 11. アジェンダの設定（面接の枠組みを取り決める）
- 12. 柔軟に対応する
- 13. 積極的な治療的スタンス
- 14. 個人の選択とその責任を強調する
- 15. コーピング・クエスチョン（工夫の問いかけ）

鍵となるスキル
- 16. 患者の関心を維持する
- 17. 抵抗を最小限にとどめる
- 18. 矛盾を拡大する
- 19. 情報を交換する
- 20. スケーリング・クエスチョン（得点化の問いかけ）
- 21. ミラクル・クエスチョン（創造の問いかけ）

解説

　この［介入］では，患者自身が達成したいと考えているゴール（目標）について聞いていきます。このように表現するとわずか1行で記すことのできる［先を見据える］介入ですが，実は多くの工夫やスキルが求められます。なぜなら，多くの人は自分の人生のゴールをあまり話さないものです。信頼できる相手でないと話せないと思っていたり，自分の人生のゴールを普段は意識していなかったり，それを語るのは欲の深い人間のすることだと思っていたりする可能性があるからです。

　あなた自身が患者から信頼の寄せられる関係になっているならば，人生のゴールをストレートに聞いてもよいでしょう。もし人生のゴールという大きな未来を語ることが難しければ，第2章で紹介した「暮らしの回復」に関する7つの視点をもとに最初の一歩をイメージしてもよいでしょう。

　多くの場合，患者から語られるゴールや目標は，大きすぎたり小さすぎたりするものです。しかし，どのようなゴールであっても，患者の価値観や信念，ライフスタイルが影響しているものです。それがあなたにはすぐには理解しにくいと思うゴールや目標だとしても，その考えに影響していそうな経験や状況に想像力を働かせて，患者の価値観や信念やライフスタイルを考えてみてください。あなた自身が尊重しうる価値観や信念，ライフスタイルと一致する部分があれば，あなたと患者のかかわりは「病気を治す，予防する」ことから「患者の夢や希望をかなえるお手伝いをする」ことへ変容するでしょう。

対話するテーマ

- 患者自身が達成したいと考えている，「自分自身の希望する暮らし」を聞く
- もしも「希望する暮らし」が表出されない場合は，現在の暮らしの中で満足や幸福を味わえる状況を思い描くように勧める
- 「希望する暮らし」が表出される場合には，その暮らしを象徴するさまざまな出来事を描くように勧める
- 必要に応じて，めざすゴールにかかわる要素（価値観や信念，ライフスタイル）を浮き上がらせる

控えるべきこと

- 語られた目標に対して評価を下し，支援者の立場から変更を促すこと

- 目標達成のために患者がすべきことを話すこと

必要に応じて行ったほうがよいこと
- 患者が達成したいと思っているゴールは何かを尋ねること
- 目標を達成する上で過去に役立ったことを患者とともに探求すること
- 目標に似た感覚をもたらす具体的な出来事や行動を患者とともに探求すること
- 目標に向かう際に登場する障壁を無視せずにあげること（ここで現れた障壁は［実践的問題の整理］の介入で扱うことができる）
- （気持ちの準備ができている場合）患者自身の将来計画と，医療や福祉が調和する方法を考えること
- （目標の話が十分になされてから）目標へ向かう際に予期せぬ出来事が起きた場合を考え，備えを話すこと

　［先を見据える］介入では，治療の必要性を強く主張しすぎないほうがよいことも多くあります。「治療を勧めるために，自分の夢や希望の話を聞いた」と患者が思う可能性があるからです。「患者の人生が尊重され，その範囲で治療が貢献できることもある」という，患者の人生が「主」で，治療が「従」であるというのが，コンコーダンスの基本的な考え方です。

　もし，患者が抱いている夢や希望がもとで薬物療法や他の治療に不安・不信がある場合には，それらを打ち消そうと躍起にならないほうがよいでしょう。なぜなら，不安や不信を打ち消そうとすると私たち看護師の言動は患者の立場や考えに寄り添ったものになりにくく，対立を招く可能性があるからです。そのような場合には，不安や不信を患者がもっているという事実を共有し，場面を改めて，［信念と懸念についての会話］の介入を行うとよいでしょう。

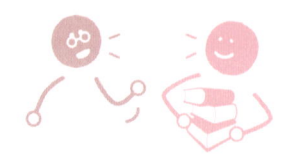

> **実践例**

Fさんは60歳代の女性です。自治体の健康診断を受けていますが、2年前から糖尿病関連の検査値（HbA1c）が要観察域となっています。自治体が主催する健康教室へ参加することになりましたが、夫から「家では食べて寝て、近所の人と話すだけで運動らしい運動もしていない」との情報提供がありました。

健康教室の開始にあたり、保健師のカンファレンスで「まず、指導よりも暮らしのニーズや目標、生活上の困難を本人と共有する」こととなりました。

患者F：いやー今日は楽しかったわ。久々に身体も動かしたし。

保健師：ダンベル運動のとき、とてもリズム感があっていきいきして見えました。

患者F：そうねー。あんな感じで動いたのなんて、いつ以来かしらねぇ。私もまだ身体が動くのね。

保健師：まだどころか、まだまだお若いなぁという印象でしたよ。

患者F：あら、うまいわねぇ（笑）。

保健師：Fさんが健康教室に足を運ぶようになったのには、何か目標や理想をイメージされているのですか？

> **14. 個人の選択とその責任を強調する**
>
> **MEMO**　「Fさんが」という主語をつけることで、Fさんの主体性を印象づけています。

患者F：いやぁ、目標だなんて（笑）。主人には「もう少しやせろ」って言われてますけど、それはそれなので（笑）。主人に言われて嫌々来たのよー（笑）。

保健師：あらー嫌々でしたか。でも、（笑顔で）健康教室に来ると決めたのはFさんなので、Fさん自身が決めたきっかけもあるんじゃないかなって思いました。

> **14. 個人の選択とその責任を強調する**

患者F：それはそうよ。やっぱり、ちょっとは長生きしたいじゃない？

2. オープン・クエスチョン **ひと工夫MEMO**「長生き」で得られることの具体的なイメージへと話題を焦点化させています。 **ひと工夫MEMO** 関連するエピソードを聞くことで,行動に意図を,判断に価値観を付与しようとしています。 **9. 反映的傾聴** **ひと工夫MEMO**「透析をするようになっても工夫次第で旅行はできる」という情報提供は後回しにして,「もしかしたら」という表現で事実関係を和らげつつ,反映的傾聴を行っています。 **6. リフレクション**	🧑‍⚕️**保健師**:長生きした時間で,どんなことを経験したいですか？ 😊**患者F**:そうねー,1度くらいは旅行をしたいわね。 🧑‍⚕️**保健師**:旅行ですか,どんな旅行をしたいですか？ 😊**患者F**:うーんとね…ここだけの話だけれどね,主人と富士山に行きたいのよ。 🧑‍⚕️**保健師**:へぇー,富士山ですか！ 何か思い出があるのですか？ 😊**患者F**:結婚して最初の年に富士山に登ろうって約束したんだけれど,すぐに息子ができたので,ずーっと先延ばしになっているの。たぶん,あっちは忘れていると思うけど。 🧑‍⚕️**保健師**:それは素敵ですね。その富士山にお2人で登ってみたいというわけですね。 😊**患者F**:そのときに,身体が動かなかったら嫌じゃない。それに,糖尿病で透析が必要になったら旅行できないって,近所の人から噂で聞いたわ。 🧑‍⚕️**保健師**:なるほど。もしかしたら,糖尿病で透析になったら富士山に行けないかも…という気持ちもあったのですね。 😊**患者F**:でも,これはウチの主人にはまだ内緒ね(笑)。ウチの主人って,ぬか喜びするとかえって落ち込むから。 🧑‍⚕️**保健師**:ご主人も富士山登山を聞いたら喜びそうですね。 😊**患者F**:私の身体が動くようになってからだから,あと1年くらいしてから考えるわ(笑)。 🧑‍⚕️**保健師**:ご主人との富士山登山,達成したらどんな感想をもちそうですか？ 😊**患者F**:そりゃあもう,最高にハッピーよ(笑)。 🧑‍⚕️**保健師**:Fさんの笑顔がすべてを物語っています

ね（笑顔）。

患者F：いつもは続かないんだけれどね，保健師さんに話しちゃったし，ちょっとがんばってみるわ。

保健師：<u>私たちも応援します！</u>　富士山に登るまでに，目安になることは何かないですか？　→ 8.コラボレーション

> **ひと工夫MEMO**　非言語で伝わるメッセージを明確化して返答すると，かなり強力に相手の気持ちを後押しすることができます。

患者F：目安ねぇ。とりあえず，今は登山に付いて行かないんだけど，今度の夏に丸神山に一緒に登ってみたいわ。夫は1人で行こうとするだろうから，「一緒に行く」って言って，驚かせるの。

保健師：いいですね！

患者F：でも，それまでに，1日1万歩歩くようになったらいいわ。

保健師：なるほど，<u>「1日1万歩歩く」「丸神山に夫婦で登る」，そして「富士山に登る」</u>ですね。　→ 1.相手の用いている言葉を使う／4.要約

患者F：トントンと行けばいいけれど。

保健師：何か，ハードルになりそうなこと，あったら教えてください。

> **ひと工夫MEMO**　障壁になることを聞き，その対処を話題にすることで，目標へ向かう行動に協働性を付与することができます。

患者F：テレビの誘惑ね（笑）。ついつい見入っちゃって運動しないの。

保健師：そうなんですね。もしよかったら，テレビの誘惑に惑わされずに運動をすることについて，アイデアを考えませんか？　<u>一緒に考えれば，</u>何か思いつくかもしれません。　→ 8.コラボレーション

患者F：いいわよ。保健師さん，一緒に考えてくれるの？（……［実践的問題の整理］の介入に続きます）

　未来に希望をもつことは，人生を過ごすエネルギーを強化する大きな一因となります。一方で，未来に希望をもつとき，その希望を諦めることを恐れる気持ちもあるはずです。ですから，希望を扱うときには，行動することそのものが楽しくなるような，心理的な意味での報酬があるような応答をするとよいでしょう。

第4章

コンコーダンス(調和)のための
21スキル

第4章は，コンコーダンス(調和)に向かうための
21スキルを1つひとつ解説します。
これらのスキルを用いて，あなたがどのようなことに気をつければ
効果的な会話となるか，エッセンスを紹介します。
あなたが使えると思ったものから，ぜひ使ってみてください！

基礎的スキル

① 相手の用いている言葉を使う
Use the user's own words

▶ 解説

患者自身が用いている言葉をそのまま用いて，あなたが理解している旨を伝えることです。また，あなたが用いる専門用語をやさしく平易な言葉に置き換えることです。

相手が伝えたい事柄とあなたが受け取った内容は，いつも一致しているとは限りません。ですから，お互いの使う言葉は，そのイメージを共有するために，意味を確認し，言葉の共通理解をした上で面接を進めます。

【相手の用いている言葉を使う】ことのメリット

▶ お互いの面接内容についての理解を共有することが可能になります。

▶ 患者が使う言葉は，他の患者との会話において，あなたが使おうとする専門用語を言い換えるレパートリーになります。患者の使う言葉の中で，あなたにとって「なるほど」と思えるような表現があったら，それをあなたの表現のレパートリーに加えましょう。

【相手の用いている言葉を使う】の例

● 患者：「胸が締めつけられるように痛いんです」
● 看護師：「胸が締めつけられるように痛いのですね」（ここで「動悸がする」と言うと相手の言葉にならない）

患者の理解を過大に評価しない

　私たち看護師が日頃用いている言葉には，略語や専門用語が数多く含まれており，それらを何気なく使用しています。このような略語や専門用語の多くは，患者にとって理解できないものであることを忘れないようにしましょう。

　あなたが何気なく使用する言葉に相手がうなずいていたり，質問がなかったりしても，それは相手があなたの話を理解している仕草だとは限りません。患者の理解力を過大に評価してはいけません。

ビッグワードで誤解・思い違い・勘違いが生まれる

　あなたが使用する言葉で，相手とあなたとのあいだに，異なるイメージを抱くことがあることにも注意を払ってください。同様に，患者が使用する言葉のイメージとあなたの思い描くイメージがいつも合っているとも限りません。つまり，ある言葉は，それを使う人によってイメージするものが異なっているということです。

　この言葉のイメージを相互に確認することなく会話を進めてしまうことが，誤解や思い違い，勘違いが生まれる理由です。看護師は，コミュニケーションにおいて，患者の用いている言葉の正しい意味を読み取らなければなりません。そのもっとも確実な方法は，患者の言葉の具体的な意味やイメージを，患者が使った言葉を用いて率直に尋ねることです。

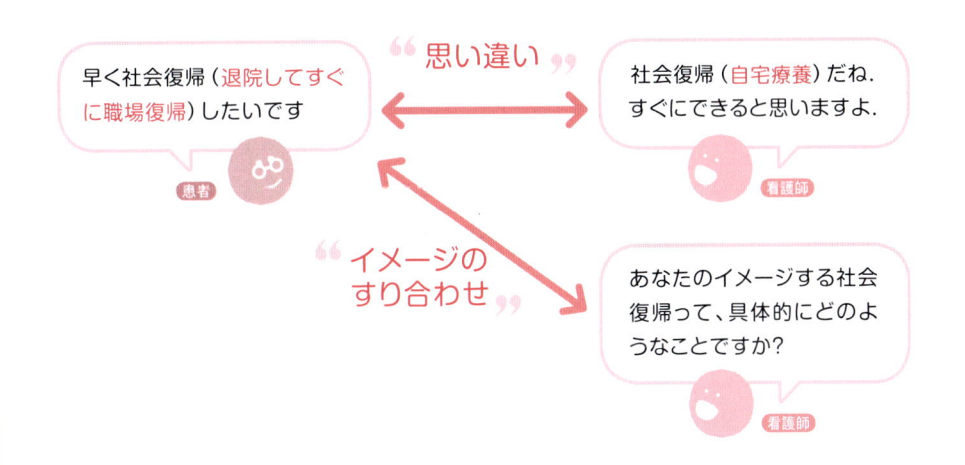

"思い違い"
患者：早く社会復帰（退院してすぐに職場復帰）したいです
看護師：社会復帰（自宅療養）だね．すぐにできると思いますよ．

"イメージのすり合わせ"
看護師：あなたのイメージする社会復帰って、具体的にどのようなことですか？

　「社会復帰」をはじめ，「問題」「自立」「促進する」「調整する」「検討する」「がんばる」といった言葉は，現場でよく用いられる言葉ですが，使う人によってさまざまなイメージがあります。さまざまな意味を取りうる言葉（多義的な解釈が可能な言葉）はビッグワードといわれ，コミュニケーションにおいて誤解や思い違い，勘違いを引き起こすことがあります。

　このような言葉が用いられたら，相手の用いた言葉を使って，具体的な意味を相手に確認します。

基礎的スキル

② オープン・クエスチョン（開いた質問）
Open question

▶ 解説

「はい」や「いいえ」のひと言や単純な返答では答えられない返答をしてもらうための質問の仕方です。患者に自由に話を展開してもらうために，面接のはじめに多く用います。

　患者に対するアプローチは，すべて会話によって成り立っています。私たち看護師は，患者が語る自らの治療体験や抱いている感情を扱うことでアプローチを進めていく際に，この【オープン・クエスチョン（開いた質問）】をアプローチのスタートとするとよいでしょう。

　どのような会話や介入も，相手との信頼関係が前提となって進められていくものです。多くの人は"自分の話をしっかり聴いてくれた"という実感を抱いてはじめて，相手に信頼を寄せます。そのためには，まず【オープン・クエスチョン（開いた質問）】をして，相手が自由に話を展開させられるきっかけを提供する必要があります。また，話しやすい雰囲気を作ることも重要です。

【オープン・クエスチョン（開いた質問）】のメリット

▶ アプローチの出発点として，患者が自分自身の言葉で可能な限り表現する機会を与えることになります。
▶ あなたが患者に関心を抱いているというメッセージを伝えることでできます。
▶ ある事柄についての詳細や具体的な内容を聞き出しやすくなります。

　このようにオープン・クエスチョンは①相手との信頼関係を築くきっかけとなったり，②アセスメントのための詳細な情報を収集したり，③アプローチで扱う素材を収集したりする上で非常に役に立つ質問のスキルです。

【オープン・クエスチョン（開いた質問）】の例

例「昨夜の寝つきはいかがでしたか？」
例「あなたはご自分の病気をどのように受け止めていらっしゃいますか？」
例「先ほどの医師からの説明について，あなたはどのように受け止められましたか？」
例「どのような副作用を体験していますか？」
例「この先お薬を飲み続けることについて，どのようにお考えですか？」
例「お薬を飲みはじめて1週間が経ちましたが，飲み心地はいかがですか？」
例「敏感な方の場合，お薬を飲むと喉が渇いたり，体重が増えてきたり，手が震えたり，貧乏ゆすりをしてしまうときのように足がムズムズしたり，性的に充実しなくなったりしますが，あなたはどのような副作用を体験していますか？」

ルーティンになっているオープン・クエスチョンを見直してみよう

　看護師が患者に対して「調子はどうですか？」と質問している場面をよくみかけます。一見するとこの質問の仕方はオープン・クエスチョン（開いた質問）になっていますが，病棟で出会う患者の多くは「いいです」「変わりありません」と答えていることでしょう。

　特に，詳しくお話をしていただく時間がないときに，ルーティンとして患者にそんな聞き方をしていませんか。

　双方が共有している問題，たとえば寝つきの悪さや不安とか，具体的にポイントをあげてオープン・クエスチョン（開いた質問）をしてみましょう。たとえば，「先日は寝つきが悪いとおっしゃっていましたが，最近は眠れるようになりましたか」と尋ねると，「寝つきはまあまあになったけど，眠りが浅くて寝た気がしないんだよ…」と，患者は現在困っている問題に話を広げやすくなります。

基礎的スキル

3 クローズド・クエスチョン（閉じた質問）
Closed question

▶ 解 説

【オープン・クエスチョン（開いた質問）】とは反対に，患者の回答の選択肢はそれほど多くはなく，「はい」か「いいえ」，あるいは単純な返答をしてもらうための質問の仕方です。

　【クローズド・クエスチョン（閉じた質問）】は，会話のテンポを作る上で欠かせないスキルです。面接の導入時に，天候や病棟行事の話題など患者に「はい」や「そうですね」と答えてもらえるような質問をすることで，対話にリズムが生まれます。その一方で，質問内容を疾患や治療に関するものにしてしまうと，患者は尋問を受けているように感じてしまうため，慎重に質問を選ばなければなりません。

　また【クローズド・クエスチョン（閉じた質問）】は，会話の途中での話題の明確化や必要なデータを集めるために具体的な即答を得たい場合にも有効です。

【クローズド・クエスチョン（閉じた質問）】のメリット

- ▶これから話し合う話題のテーマを明確にすることができます。
- ▶これまで話し合った話題の内容を明確にすることができます。
- ▶相手が答えやすい問いの場合，応答にリズムが生まれやすくなります。

【クローズド・クエスチョン（閉じた質問）】の例

- 例「今日は過ごしやすい気候ですね」
- 例「今日の作業療法は卓球だったのですね」
- 例「今朝の体温は平熱だったということですね？」
- 例「薬を飲み続けることでの長期的な影響が気がかりなのですね？」
- 例「退院後のことをあれこれ考えて不安になることが，寝つきが悪くなる理由だとお考えなのですね？」

会話をするとき，あなたの立ち位置・座り位置は？

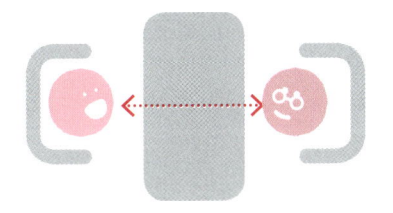

対面パターン

正面から向かい合うパターン。お互いに表情を観察しやすいというメリットがあるが，視線を受けて緊張しやすいデメリットがある。

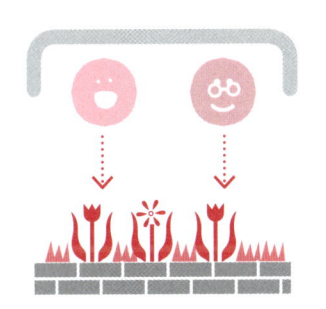

並行パターン

ベンチなどに並んで座るパターン。視線を受けずにリラックスでき，見ている景色を共有することができる。親近感を高めるのに効果的。

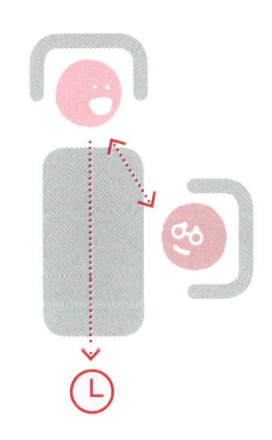

直角パターン

お互いが90度の位置に座るパターン。お互いに視野に入るが，対面よりもリラックスできる。面接でよく使われる。メモをとる場合に，相手にメモの内容が見えるように座ることが大切。また，視線を動かさないで時計に目を向けられる位置にあなたが座ります。

基礎的スキル 4 要約
Summarizing

▶ 解説
相手の話す事柄のポイントを，論理構造や認知モデルのフレームワークで整理して，相手に返すことです。

　この【要約】というスキルを用いることにより，あなたが患者の話を積極的に聴いているという態度を示せるだけでなく，物事を明確にする機会ともなります。要約は面接途中で用いるだけでなく，終了時に面接全体を要約して返すことも重要です。

　面接終了時の要約は，次回の面接につなげるために不可欠なスキルです。【面接を相互に関連づける】という「かかわりを進めるためのスキル」は，この【要約】とペアになっています。また，面接終了時に要約をきちんとしておくと，看護記録が容易になります。

【要約】のメリット

▶ あなたが患者の話を正しく理解したかを確かめられます。同時に，あなたが患者の話に熱心に耳を傾けていたというメッセージを伝えることができます。
▶ 患者は自分の話した内容を振り返る機会をもつことができます。
▶ 患者の話の中に別の話題が現れたとき，いったん会話を中断して「ここまでのお話を要約すると，あなたは〇〇と□□が気がかりだということですね」と返すことで，その後の面接をどちらの話題（〇〇か□□か）で進めていくのかを決めることができます。

ポイントを見つけ出すためのフレームワーク

【要約】は，相手の話のポイントを正確に短く返すことですが，ポイントはどのように決めればよいのでしょうか？

ポイントを見極めるためのフレームワークは，2つあります。このフレームワークは，相手の話を聞きながら，あなたが頭の中やメモの上で，内容を整理するための道具です。

この2つを頭の中でインストールし，いつでも使えるようにしましょう！

1. 論理構造をポイントにする場合のフレームワーク

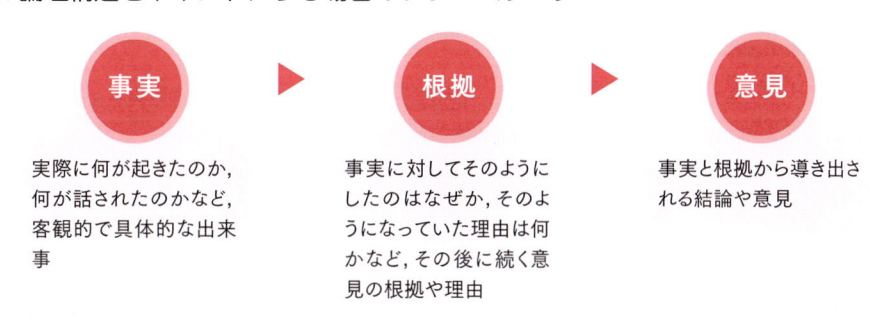

事実 ▶ **根拠** ▶ **意見**

- **事実**：実際に何が起きたのか，何が話されたのかなど，客観的で具体的な出来事
- **根拠**：事実に対してそのようにしたのはなぜか，そのようになっていた理由は何かなど，その後に続く意見の根拠や理由
- **意見**：事実と根拠から導き出される結論や意見

2. 認知モデルをポイントにする場合のフレームワーク

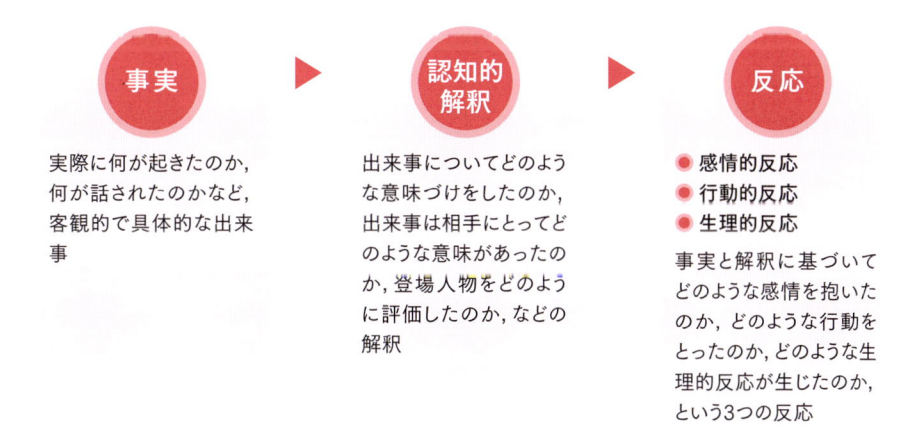

事実 ▶ **認知的解釈** ▶ **反応**

- **事実**：実際に何が起きたのか，何が話されたのかなど，客観的で具体的な出来事
- **認知的解釈**：出来事についてどのような意味づけをしたのか，出来事は相手にとってどのような意味があったのか，登場人物をどのように評価したのか，などの解釈
- **反応**：
  - 感情的反応
  - 行動的反応
  - 生理的反応

  事実と解釈に基づいてどのような感情を抱いたのか，どのような行動をとったのか，どのような生理的反応が生じたのか，という3つの反応

どちらのフレームワークも，事実を起点にして構造化されている点がポイントです。

4 基礎的スキル 要約 Summarizing

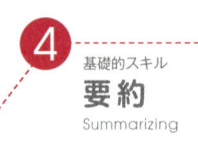

ポイント整理の方法

　話題が1つの場合は，論理構造と認知モデルのそれぞれのフレームワークで整理できます。しかし，多くの人の話には話題が1つだけというのは，むしろまれです。複数の話題が混在している場合に，それを整理するためのフレームワークを使う必要があります。複数の話題を整理するためのフレームワークは「並列化」と「時系列化」です。

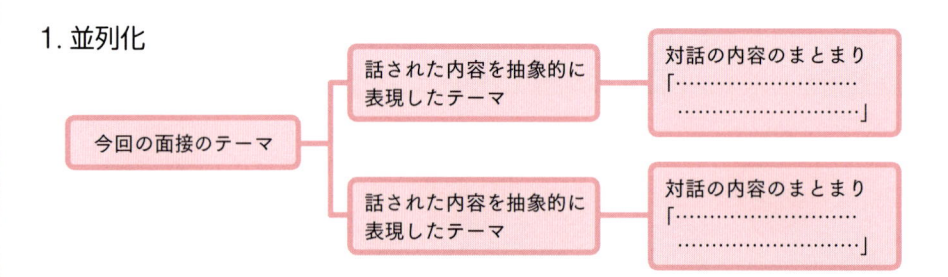

1. 並列化

```
今回の面接のテーマ ─┬─ 話された内容を抽象的に表現したテーマ ─── 対話の内容のまとまり「……………………」
                  └─ 話された内容を抽象的に表現したテーマ ─── 対話の内容のまとまり「……………………」
```

　ものごとを構成要素に分解し，並べて整理する方法です。たとえば，ある出来事を登場人物ごとに分解して整理したり，ある出来事の複数の要因を整理します。多くの人は，複数の話題を同時に話します。そのときに，話題ごとに要約し，「〇〇というテーマと□□というテーマには，どのような関係がありますか？」と話題どうしの関係を尋ねることで話の内容を整理できます。

2. 時系列化

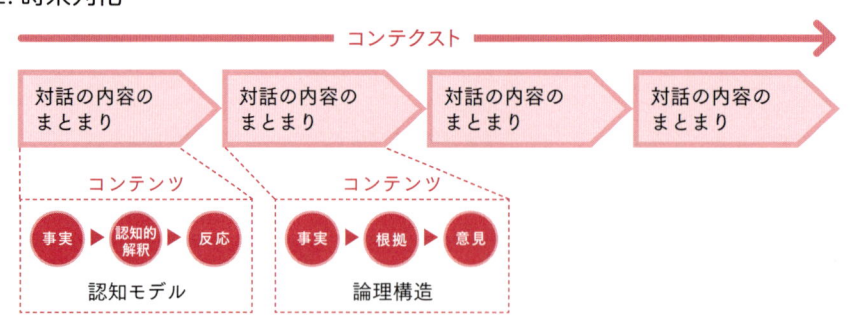

```
　　　　　　　　　　　　　　　コンテクスト →
[対話の内容のまとまり] → [対話の内容のまとまり] → [対話の内容のまとまり] → [対話の内容のまとまり]
    コンテンツ              コンテンツ
  事実→認知的解釈→反応    事実→根拠→意見
    認知モデル              論理構造
```

　ものごとの要素を，それが生起した時間的な前後関係に基づいて時系列に並べて整理する方法です。前ページで紹介した「論理構造」も「認知モデル」も，基本的には時系列化のフレームワークになっていますが，それらは1話題のコンテンツに該当します。上図のように，複数のコンテンツをさらに時系列に並べると，患者なりの疾患・治療のストーリー（コンテクスト）を描けます。

【要約】のコツ──メモをとる

　要約のコツはメモをとり，話を整理しながら聞くということです。その際に患者の話の中で事実は何か，解釈は何か，反応は何かを注意深く分別することで，整理しやすくなります。多くの話題はこの3点によって構造化されているからです。

　また，多くの人は自身の解釈だけを話し，どのような出来事からそう解釈したのかについてはあまり関心を払いません。解釈は，その人の価値観やその出来事に関係する人物との関係性が反映されていることが多いため，何が事実かを聞き出す必要があります。また，統合失調症など思考内容の障害をもっている人にはこの解釈に歪みが生じていることがあります。

【要約】の例

看護師：入院された経緯を伺いましたが，入院される1週間ほど前に薬を飲むことをやめた，ということですね。

患者：そうです…最初は薬を口に入れることはあまり気にもならなかったんです。先生が1日1回の服用だけにしてくれていたので，めんどくさくもなかったですし。ごく稀に飲み忘れることはあったんですけど。ほとんど飲み忘れはなかったです。でも，飲み続けていくうちに調子がだんだんとおかしくなっていくなぁって思って，やめたんです。

看護師：少しばかり飲み忘れはあったにせよ，飲み忘れはほとんどなかった。飲み忘れは1週間に何度くらい？

患者：1週間に何度もというよりも，退院して入院するまでの1カ月半で飲み忘れたのは2〜3回だけです。ほとんど毎日飲んでいました。

看護師：飲み忘れないように気をつけていたわけですね。

患者：そうです。ダイニングのテーブルの上に置いて，食事をすれば必ず目にとまるような場所に置いていたんです。

看護師：ご自分なりに工夫をされていたわけですね。先ほど，調子がだんだんおかしくなったとおっしゃっていましたが，具体的にはどのようなことですか？

患者：退院してしばらくしてから食欲が異常に出てきて…。入院中は運動不足だろうと思っていて，体重がちょっと増えてもあまり気にしていなかった

4 基礎的スキル
要約
Summarizing

んですけど。退院してからは，ちょっとこれは異常なんじゃないかと思うようになりました。

看護師：異常だと思ったのは，具体的にはどういうこと？

患者：ご飯が済んだすぐあとに無性に甘いものが欲しくなるというか，我慢できないんです。で，お菓子とかジュースとか食べたり飲んだりしてしまって，体重が4キロも増えてしまって。

看護師：体重が4キロ増えたというのはいつからいつまでの間で？

患者：退院したときの体重は52キロだったんですけど，2回目の診察日には4キロ太っていた。4週間で4キロ。

看護師：そう。

患者：退院して普段の生活に戻ったから，その一時的なストレスなのかなって思っていたんですけど，ずっと食欲旺盛なのが続くから，これは副作用に間違いないって思いましたね。だって，以前はそんなことなかったんで。それに，これまでにこれだけの薬を飲んだことがないから，心配っていうのもずっとあったし…。

看護師：入院中と退院してからの生活で変化があったのは，ただストレスだけだった。

患者：それで，このまま薬を飲み続けていくと太ること以外にもどんなふうになっていくのかが心配で，そんなことを考えながらずっと薬を飲み続けていくのはしんどいから，お薬を飲むのをやめました。その頃は調子もよかったし，悪くなったときにだけ薬を飲んでいけばよいことであって，ずっと飲み続けていくほどのことでもないんじゃないかと思ったんです。だって，どんどん太っていくのも嫌だし。

看護師：心配とは？

患者：精神科のお薬って怖いじゃないですか。太る以外にも，もっと恐ろしい副作用がでるかもしれないし。

看護師：それ以外には？

患者：ずっと飲み続けるとやめられなくなるって聞いたことがあるし，性格も変わっちゃうんじゃないかってこと。それに何かはわからないけど，取り返しのつかないような副作用がでたら怖いし…。

看護師：で，お薬を飲むのをやめたんですね。ここまでのお話を整理させてください。あなたが服薬をやめた理由は<u>体重増加と副作用の心配の2点</u>ですね。1つは，食欲が高まり，体重も4週で4キロ増えた（<u>事実</u>）。これを薬

のせいだと考え（**認知的解釈**），さらに太ってしまったらどうしようと動揺していたこと（**反応：感情**）。もう1つは，飲み続けていたが（**事実**），長期にわたって飲み続けることはきっと身体にとってよくないことだと考え，取り返しのつかない副作用や中毒になってしまうのではないか（**認知的解釈**）と不安を感じていた（**反応：感情**）。だから薬を飲むのをやめた（**反応：行動**），というわけですね。

　この要約は，並列化と認知モデルに基づいてポイントを整理しています。最初にポイントが2点存在していると告げています（下線部）。そのあとに，それぞれのポイントを認知モデルに基づいて要約しています。2つの事実と，それに対する2つの解釈をした結果，帰結として服薬中断をした，というように要約しています。

　また，要約をしたタイミングを見てください。服薬中断の理由として2点あげられましたが，このまま話を続けると，この2点が話を進める上での混乱要因となりかねません。なので，どちらの話題をこの面接で扱うのかを決めてもらおうとして，このタイミングで要約をしています。

基礎的スキル 5 リフレーミング
Reframing

解説

患者の発言を，視点を変えて返すことで，相手は気が付いていないが，できている面を伝えます。

多くの出来事は，解釈の仕方1つで意味づけを180度変えることもできます。これまでの失敗体験から，ネガティブな思考が凝り固まっている患者も中にはいます。しかし，【リフレーミング】を用いることで，いかなる現実も多様に表現できることを知って，出来事に対する評価の柔軟さを取り戻すこともできます。また，【リフレーミング】は肯定的な評価を返すことになるため，結果的に患者の自己効力感を高めることにもなります。

【リフレーミング】のメリット

▶ ものごとを多様な観点から眺め，自分で認知の歪みを修正する力を育みます。
▶ 患者の話の中に登場した人物の意識面と行動面をリフレーミングすることで，その人物との関係性を修正するきっかけを患者に与えることもできます。
▶ 問題解決に向けた取り組みに思考を向けさせます。

【リフレーミング】の2つの方法

相手がよくないと思っている状況・行動・感情を変えずに別の視点を提案することで，それらがプラスの面をもっていることを伝えるスキルです。内容に関するリフレーミングは，主に次の2つがあります。

1. 感情リフレーミング → 意図や感情などの肯定的側面を指摘して伝える。

2. 行動リフレーミング → 行動の肯定的側面を指摘して伝える。

【リフレーミングの例】

例「バス停まで出かけたんですけど、病院での待ち時間を考えるとめんどくさくなって、帰ってしまいました。僕は優柔不断なんです。」

> **相手に対するリフレーミング**

(感情リフレーミング 応答例)「通院しようという意思があったのですね」

(行動リフレーミング 応答例)「バス停まではちゃんとお出かけになったのですね」

例「睡眠薬ちょうだい！ 布団に入ってがんばったけど、結局これを飲まないと眠れないんだよ！ もう薬漬けだ！」

> **相手に対するリフレーミング**

(感情リフレーミング 応答例)「睡眠薬に頼りたくないという強い気持ちをおもちなんですね」
　　　　　　　　　　　　「自然に睡眠がとれるようになりたいとお考えなんですね」

(行動リフレーミング 応答例)「お薬に頼らずに寝ようというチャレンジをなされたんですね」

例「母親が薬を飲みなさい、飲みなさいってうるさくて、腹が立って、我慢するのはもう嫌です」

> **相手に対するリフレーミング**

(感情リフレーミング 応答例)「我慢なさったということは、お母さんを気遣っているのですね」

(行動リフレーミング 応答例)「腹が立っても我慢しようとなさっているのですね」

> **登場人物に対するリフレーミング**

(感情リフレーミング 応答例)「お母さんはあなたのことを本当に心配しているのですね」

(行動リフレーミング 応答例)「お母さんはあなたに注意を促しているのですね」

5 基礎的スキル
リフレーミング
Reframing

○ いつでもできる【リフレーミング】

　【リフレーミング】は，ボキャブラリーの豊富さに左右される部分もあります。すなわち，【リフレーミング】をしようと思っても，はじめのうちは別の視点からの言い換えが思い浮かばないかもしれません。はじめは，自分の短所や悩みを簡潔に書き出して，どのようにリフレーミングできるか考えてみましょう。

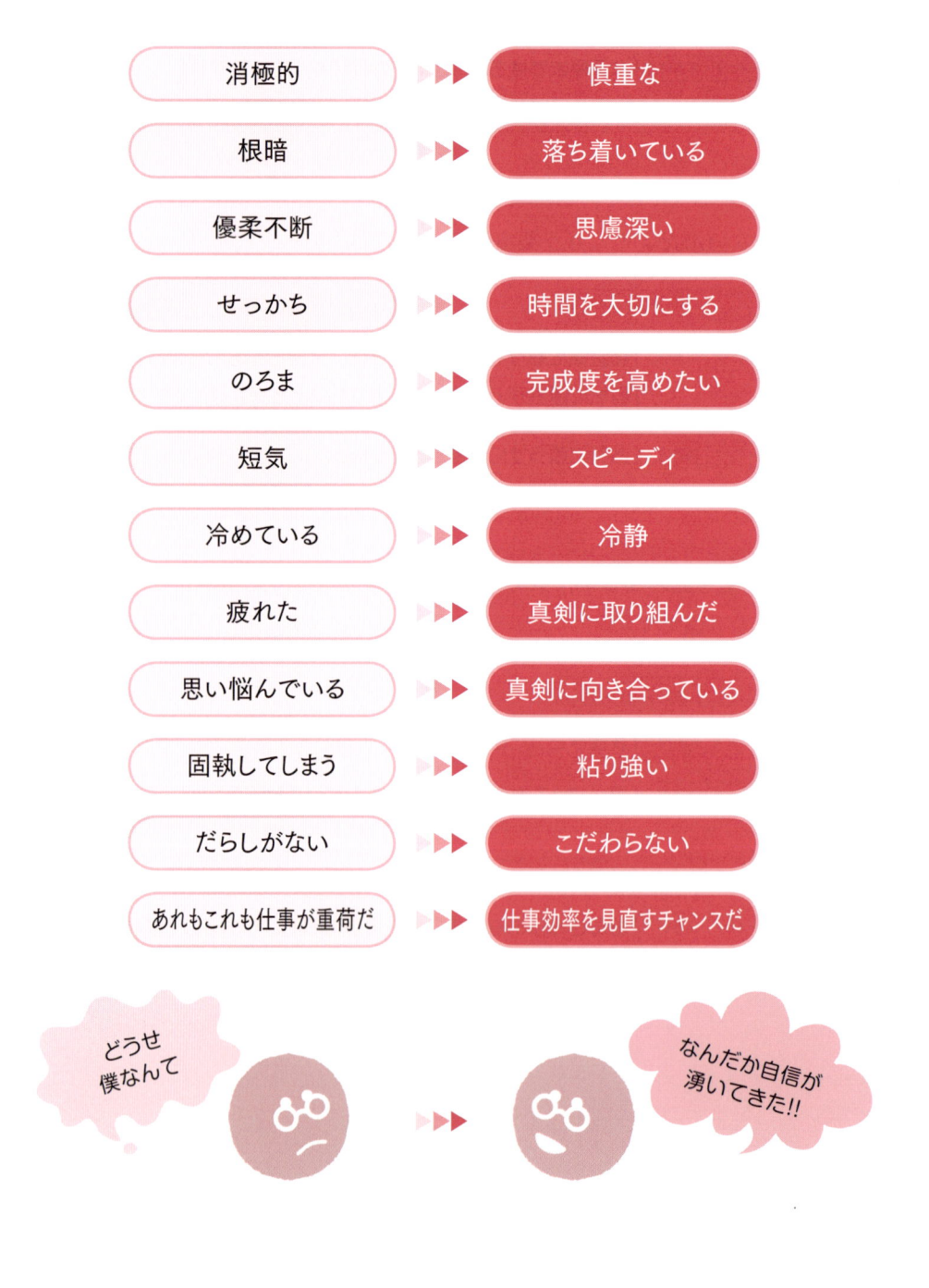

消極的	▶▶▶	慎重な
根暗	▶▶▶	落ち着いている
優柔不断	▶▶▶	思慮深い
せっかち	▶▶▶	時間を大切にする
のろま	▶▶▶	完成度を高めたい
短気	▶▶▶	スピーディ
冷めている	▶▶▶	冷静
疲れた	▶▶▶	真剣に取り組んだ
思い悩んでいる	▶▶▶	真剣に向き合っている
固執してしまう	▶▶▶	粘り強い
だらしがない	▶▶▶	こだわらない
あれもこれも仕事が重荷だ	▶▶▶	仕事効率を見直すチャンスだ

どうせ僕なんて ▶▶▶ なんだか自信が湧いてきた!!

【リフレーミング】の内容に患者が同意したときの次の一手

　【リフレーミング】は，人間関係の修復や問題解決の第一歩を踏み出してもらうきっかけになります。あなたが返した【リフレーミング】の内容に患者が同意したら，次のように続けて，行動計画を一緒に立案しましょう。

例「病院での待ち時間を退屈にしないために何ができるか，一緒に考えてみませんか？」

例「今日はこのままお休みいただいて，明日にでも薬に頼らずに眠れるようになるためにどのようなことができるか，一緒に考えてみませんか？」

例「まずはお母さんに感謝を伝えてみませんか？　また，お母さんに干渉されないためにあなたがどうすればよいのかを一緒に考えてみませんか？」

例「あなたが自立して服薬するための方法を考えてみませんか？」

【リフレーミング】をすると，弱点が個性になる

　【リフレーミング】をすると，多くの出来事には前向きな意味があることが見出せます。特に，患者が弱点だと思っていることに対して【リフレーミング】をすると，その弱点が個性に見えてきます。患者が【リフレーミング】することを楽しいと感じたら，自身でリフレーミングをするようになり，ストレス経験への対処力が上がることでしょう。

　また，ある失敗経験をして自分自身に自信をなくしているとき，【リフレーミング】をすることによって失敗経験や自分自身を受容しやすくなるだけでなく，経験に対する評価と自分に対する評価を分離する，いわゆる「外在化」も期待できます。外在化を行うことで，問題や課題に対して前向きに取り組みやすくなり，課題解決に向けたアイデアも出やすくなります。

基礎的スキル

6 リフレクション（反応の引き出しと応答）
Reflection

▶ 解説

患者の言語的・非言語的メッセージに応答することです。特に非言語的メッセージの観察は重要です。患者の表情がやわらかくなっているか，眉間に皺が寄っていないかなど，患者の抱いている感情がにじみ出ている言動に注意を傾けましょう。

また，本来伴っているはずの感情が見られないときにも用いることができるスキルです。面接に対する患者の反応を引き出すときにも有効です。

　【リフレクション（反応の引き出しと応答）】は，患者の抱いている感情を明確にしたり，まだ語られていない感情に患者の注意を向かせるためのスキルです。患者の話題に感情が入っていないときには「あなたは○○という気持ちになったのですね」と返します。

　また，患者の態度と発言に矛盾がある場合——たとえば「怒ってなんかいません！」と怒鳴っているとき，「悲しくなんてありません」と肩を落としてうつむいているとき，「わかりました」と言いながら眉間に皺を寄せて腑に落ちていない表情をとっているときなど——に，態度や表情として観察される感情を指摘して返します。つまり，患者の感情を読むことになります。

　この【リフレクション（反応の引き出しと応答）】により，コミュニケーションにおける表現のバリエーションを吟味するきっかけ，視点を変えるきっかけを提供します。たとえば，怒りをぶつけてくる患者に対する【リフレクション（反応の引き出しと応答）】は，①「あなたは〜」という言い回しで始めて，患者が気づいていない感情や態度を返したり，②「私は〜」という言い回しで始めて，看護師自身が患者との会話の中で感じた感情を患者に対して返したりします。言い回しは異なりますが，どちらも患者の感情や態度がどのようなものか，他者の感情に影響を及ぼしているのは患者自身のどのような感情や態度なのか，つまり患者の感情を気づかせるためのスキルです。

【リフレクション（反応の引き出しと応答）】のメリット

▶患者の真意や隠された感情を引き出すきっかけになります。
▶表情と話の内容とのギャップに軽く直面化させて，自己洞察を深めるきっかけを作ります。
▶看護師にとってアサーションの機会となります。

【リフレクション（反応の引き出しと応答）】の例

1. 相手が気づいていない感情や態度の返し方

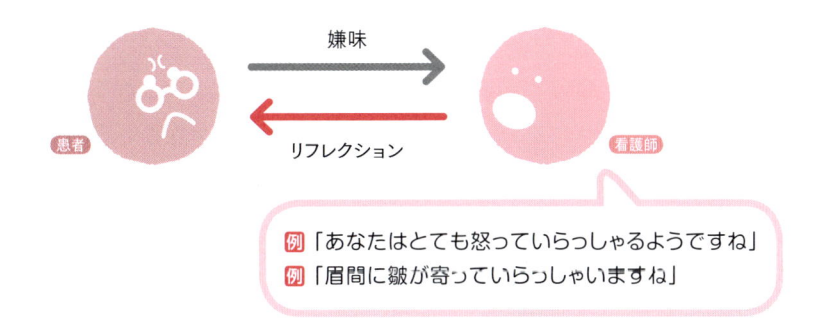

嫌味
リフレクション
患者　看護師

例「あなたはとても怒っていらっしゃるようですね」
例「眉間に皺が寄っていらっしゃいますね」

2. 看護師自身が感じたことの返し方

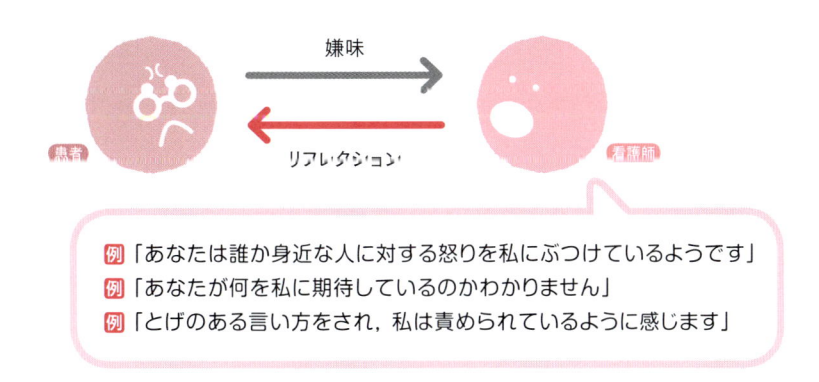

嫌味
リフレクション
患者　看護師

例「あなたは誰か身近な人に対する怒りを私にぶつけているようです」
例「あなたが何を私に期待しているのかわかりません」
例「とげのある言い方をされ，私は責められているように感じます」

　この【リフレクション（反応の引き出しと応答）】は，表情と発話のギャップ・矛盾に軽く直面化させて，それに対する反応を引き出すスキルです。

7 基礎的スキル
支持と承認を示す
Approving

▶解説

支持とは，あなたが患者にとってのリソースであることを率直に言葉で表現して伝えることです。患者が困難な問題を抱えて困っているようなときに，あなたがその解決のために助力を惜しまないということを伝えます。

承認とは，相手の安心感や自信，自己効力感を直接的に高めるためのスキルをまとめた名称です。コンプリメント（ほめる，労う），標準化した質問，正当化の3つで構成されています。

多くの患者は，自分の個人的な問題を医療者が扱ってくれることを期待していますが，どのようにそれを切り出してよいのかわからないものです。あなたのほうから，あなたが患者を「支持」する役割も担っていることを率直に言葉で伝えることは，これから協働して問題を解決していく関係性を構築する上で非常に重要なスキルとなります。

また，「承認」は【リフレーミング】よりも直接的に，自信を与えることができます。自分がしている行為について「間違ったことではなかったんだ」という安心感を与えたり，「こういう体験をしているのは，こういう思いでいるのは，自分だけではないんだ」と孤立感をぬぐうこともできます。

誰でも，「承認」されるとうれしくなるものです。患者は，「承認」してくれたあなたに信頼を寄せるでしょう。このように「承認」は，協働的な関係を構築し，患者に率直な発言をしてもらう上で基本となるスキルなのです。

【支持と承認を示す】のメリット

▶ 協働して問題を解決していく関係性を構築するきっかけとなります。
▶ 直接的に自己効力感を高めて，自信を与えることができます。
▶ 「間違っていなかった」という安心感を得ることや，「自分だけではなかった」と孤独感をぬぐうことができます。
▶ 患者の率直な発言を促すきっかけとなります。

「支持」の例

例 「私で何かお役に立つことはありませんか」
例 「どのようなお手伝いをさせていただきましょうか」
例 「あなたが取り組もうとなさっていることについて，私にお手伝いできそうなことがあります」

3つのスキルからなる「承認」

　承認とは1つのスキルの名称ではなく，コンプリメント（ほめる，労う(ねぎら)），標準化した質問，正当化，という3つのスキルをまとめた名称です。

コンプリメント

　ほめたり，労ったりすることです。最初は小さなことからほめて，患者のほめられたい，つまり承認されたいポイントを把握します。事実に基づいて，根拠をあげてコンプリメントを行います。

　鍵となる介入［実践的問題の整理］のアイデアを出すプロセスでは，このコンプリメントが非常に重要です。人はほめられれば感情的にポジティブになります。また，そうなることで集中力も高まり，たくさん出てくるアイデアの中に珠玉のものもあるかもしれません。患者が実際に行った気遣いや努力，工夫などが対象になります。

コンプリメントには注意が必要
- 看護師自身の価値観を前提にコンプリメントを行うと，患者にとってプレッシャーになったり，違和感を与えてしまうことがあります。
- 患者が，看護師からほめられることを目的にしてしまい，さまざまな「取り入れ」を行ってしまいます。

7 基礎的スキル 支持と承認を示す
Approving

標準化した質問

　標準化した質問とは，繊細で戸惑いを感じやすい事柄を扱う際に有用な方法で，患者がとったと思われるある行動や感情が，ある状況に対して正常ないし了解可能で一般的な反応であることを示唆しながら質問をしたり，患者に孤立感を与えないように，その行動をした別の患者の話を例示して質問します。「多くの人はあなたと同じように…」と質問を始めると，患者は「そうか，自分だけではないんだ」と安心して本心を語りやすくなります。

標準化した質問の例

- **例**「多くの方の場合，副作用についての不満を話すと薬を増やされてしまうのではないかと考えて話すことをためらったりするのですが，あなたはどうですか？……そのように考えるようになったのは，どのような理由からですか？」
- **例**「あなたと同じ薬を飲んでいる大勢の患者さんの中で，特に敏感な方は，お薬の副作用としてインポテンツで悩んでいることがあります。あなたはそのようなことでのお困りはありませんか？」
- **例**「診断や今後の見通しについて医師からの説明を受けた多くの方は，打ちひしがれたり，途方に暮れたりしますが，あなたの場合はいかがでしたか？」

正当化

　正当化とは，患者が実際に体験した出来事において感じた情動やそれに基づく態度や行動に敬意を払い，これを正当なものとして受け入れることです。

正当化には注意が必要

- いずれも社会通念上承認されうるような事柄に限ります。当り前のことですが，暴力や他者を欺くような行為は承認してはいけません。

「承認」の例──[コンコーダンス・アセスメント]の場合

🧑‍⚕️**看護師**：多くの人は強いストレスにさらされると想像力がオーバーヒートしたり，脳が錯覚を起こしたりするような体験をしていますが，ここに来る前にあなたは生活の中でそのようなことがありましたか？

😷**患者**：ええ，ありました。

🧑‍⚕️**看護師**：では，どのようなことが起きたのか，詳しく話していただけますか？

😷**患者**：こんなこというと頭がおかしい奴だって思われるからすっごく恥ずかしいけれど，看護師さんが知りたいって言うなら話します。あの頃は何日も，1週間くらいずっと眠れなくて，本当に疲れていました。ここに連れてこられた日の晩のことですけど，天井裏で変な物音がして，人が隠れていて，お前を傷つけてやるって声が聞こえたので，もう本当に怖くて心臓がバクバクして逃げ出したい気持ちになり，一目散に窓から出ようとしました。

🧑‍⚕️**看護師**：恥ずかしい気持ちを抑えてよく話してくれましたね。私は嬉しく思います。話を要約すると，1週間も不眠が続いて，疲労困憊しているときに，天井裏から不審者が隠れているような物音がして，恐ろしい内容の声が聞こえてきたので恐怖感でいっぱいになり，逃げ出そうとしたんですね。

😷**患者**：ええ，そうです。

🧑‍⚕️**看護師**：誰だってあなたと同じように恐怖でいっぱいになり，逃げ出すという行動をとっていたと思います。不眠が続いて極限状態になったときにそのような体験をすれば，なおさらです。

> **POINT**　「**多くの人は**」は，孤立感を与えないように標準化した質問のスキルを使用しています。また，「**想像力がオーバーヒート**」や「**脳が錯覚**」は，それぞれ妄想と幻覚の言い換えになっています。

> **POINT**　コンプリメントと要約のスキルを使用しています。

> **POINT**　「**誰だって…**」と「**なおさらです**」が正当化のスキルです。

8 コラボレーション（協働性を示す）

かかわりを進めるためのスキル

Working collaboratively

▶ 解説

【コラボレーション（協働性を示す）】とは，患者が一緒になって意思決定をするために，協力をしてことに当たること，です。

　コラボレーションには，「ともに働く」とか「協働してことに当たる」などの意味があります。このように表現すると，コラボレーションとはコミュニケーションのためのスキルというより，看護師が患者に対して示す態度や患者と看護師との関係性を表現する言葉のようにも思えます。もちろん，そのような意味もありますが，コンコーダンス・スキルの1つとして，【コラボレーション（協働性を示す）】は位置づけられています。

　スキルであるということは，コラボレーションする上での目的があるということです。つまり，なんのために患者と看護師がコラボレーションするのか，コラボレーションしていることをどのような言葉で伝えるのかを明確にしておくことで，実際にコラボレーションの状態を構築することができます。

【コラボレーション（協働性を示す）】のメリット

▶ 面接をする・話し合いを継続して行うという合意を，患者から引き出すことができます。
▶ 患者の対人関係上の核心的欲求を満たすことができます。

【コラボレーション（協働性を示す）】の目的

　コラボレーションの目的は何か。まずは，これまでの薬物療法に関する患者と看護師の関係を通じて考えてみます。

　下の図は，コラボレーションをしていない例です。患者があなたに「服薬したくない」ということをはじめて相談に来た場面です。看護師にこのように言われたら，患者は「はい，そうですね」と同意してくれるでしょうか……

> もうじき退院なんですけど，退院しても薬はずっと飲み続けないといけないんですかねえ…

患者

> 私はこれまであなたと同じようにお薬を飲むのをやめたことで再入院を繰り返している方を多く知っています。私は医療者としてあなたにアドバイスをしていますが，あなたは薬を飲む必要があります。飲まないとその多くの方と同じように再入院になってしまいますよ

看護師

　このようなコミュニケーションは，日常的な臨床場面でよく見られます。「薬を飲むようになる」というのはコラボレーションの帰結であり，目的ではありません。看護師が話している内容は正論かもしれませんが，このように言われたら患者はきっと自分の感情や心配事を軽んじられたと思い，この看護師とコラボレーションしたくないと考え，「そんなこと言ったって……」という言葉を飲み込むか，抵抗を示すことでしょう。また，上記の看護師の言葉には「私（看護師）」と「あなた（患者）」とは別と言うように話がされています。

　では，【コラボレーション（協働性を示す）】とは，具体的にどのようなコミュニケーションを行うスキルなのかをみてみましょう。

8 かかわりを進めるためのスキル
コラボレーション（協働性を示す）
Working collaborativelyl

【コラボレーション（協働性を示す）】の例

　患者があなたに「服薬したくない」ということをはじめて相談に来た前述の場面で，看護師がどのように応答すればコラボレーションを構築できるのか，そのプロセスを考えてみましょう。

6. リフレクション
9. 反映的傾聴

事実を起点に話を始める（歪曲を確認する）

9. 反映的傾聴

「眠くなり集中力が低下すること」と「妄想観念による支配を緩和すること」とのあいだで薬物に対する両価性がみられますが，初回面接なので扱わないことに。

「飲むか飲まないか」という各論レベルではなく，その背後にある総論レベルでテーマを設定し，患者から面接を継続させる同意を得ています。また，「私たちにできることがある」と伝えています。総論レベルで同意を得たあとに各論レベルでの同意を得ています。

患者は，看護師の問いかけにすべて「ええ」「はい」と答えています。

患者：もうじき退院なんですけど，退院しても薬はずっと飲み続けないといけないんですかねぇ…

看護師：不安そうな表情をされていますね。飲み続けていくことに心配があるというわけですね。

患者：ええ，そうです。仕事をしたいので…

看護師：飲み続ける不安と仕事とのあいだに，どのような関係があるのですか？

患者：眠くなってしまうと仕事がはかどらないので…

看護師：今の仕事をこのまま続けたいって思っているわけですね。

患者：ええ。でも，薬を飲まないとまた以前のようにあれこれ悪いことを考えてしまって仕事どころじゃなくなってしまうかもしれないし…

看護師：あなたにとって，仕事を安定して続けていくということが大切だというわけですね。あなたがそう望む生活を実現するために，私たちにできることがあると思います。それを話し合ってみませんか？

患者：ええ，そうしたいです。

看護師：私たちはまず，お薬があなたの生活にどのようなデメリットがあるのかを整理します。そのあとに，デメリットがある一方で，どのように役に立っているのかについても話し合うということでよろしいですか？

患者：はい，そうします。

ここでポイントを整理しましょう。【コラボレーション（協働性を示す）】のポイントは，①「私たち（we）」で始まる言い方で，②「はい」という返答を繰り返してもらうことです。患者に「はい」という返答を繰り返してもらうためには，まず総論レベルで「患者の生活の望ましい姿を実現する」という目的のために会話を続けることについて同意を得て，その次に各論レベルで「望ましい生活像を実現するために協働する事柄」についての同意を得ます。

Step 1

「私たち」という言葉を用いて，総論レベルで「同意」（「はい」という返答）を得る

→ 「私たちは，あなたが望む生活を実現するために話し合いをします」

総論レベルの目的を設定すると，患者からの同意を得やすく，よい関係性を築く上での重要な話し方です。また，「私は」「あなたは」ではなく，「私たちは」や「われわれは」という言葉で表現することで，コラボレーションの感覚を相手に抱いてもらうことができます。

Step 2

「私たち」という言葉を用いて，各論レベルで「同意」（「はい」という返答）を得る

→ 「私たちは，お薬があなたの生活にどのようなデメリットをもたらし，その一方でどのように役に立っているのかを話し合います」

いきなり各論レベルの話題で患者から同意を得ようとすると，抵抗を招きかねません。

8 かかわりを進めるためのスキル
コラボレーション（協働性を示す）
Working collaborativelyl

合意形成するために，患者の核心的欲求を満たす

コンコーダンス・スキルに限らず，看護師が患者と協働してことに当たろうと合意形成をする場合，患者の対人関係における核心的欲求（core concerns）を満たすようなかかわりが必要です。患者との関係を始めるときに，このことを頭に入れておき，患者の核心的欲求を満たすように対話を進めましょう。この核心的欲求を無視すると，コラボレーションを構築することは極めて困難になります。

それは患者-看護師間での面接だけでなく，あらゆる人間関係において核心的欲求を満たすことが重要です。

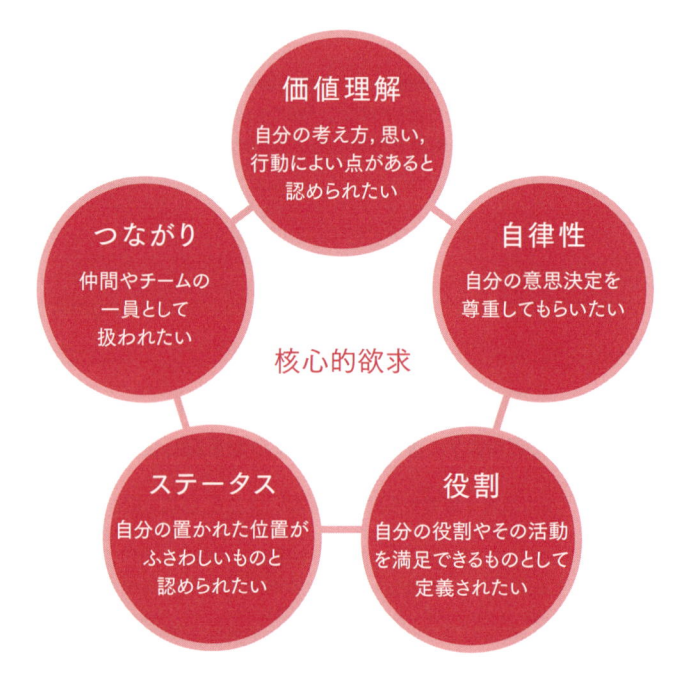

核心的欲求

- **価値理解**：自分の考え方，思い，行動によい点があると認められたい
- **自律性**：自分の意思決定を尊重してもらいたい
- **役割**：自分の役割やその活動を満足できるものとして定義されたい
- **ステータス**：自分の置かれた位置がふさわしいものと認められたい
- **つながり**：仲間やチームの一員として扱われたい

ロジャー・フィッシャー，ダニエル・シャピロ（著）／印南一路（訳）（2006）．新ハーバード流交渉術―感情をポジティブに活用する．講談社．をもとに作成

ベクトルの向きを合わせる

　コラボレーションは相手の視点に立ってものごとを考えることから始まります。病院内で働く医療者は，つい症状と薬物療法というフィルターを通して患者の日常生活や人生を見通してしまいがちです。一方，患者は人生を展望し，日常生活を送る中で症状や薬物療法を捉えます。医療者と患者は，ちょうどその反対方向のベクトルで見ているのです。

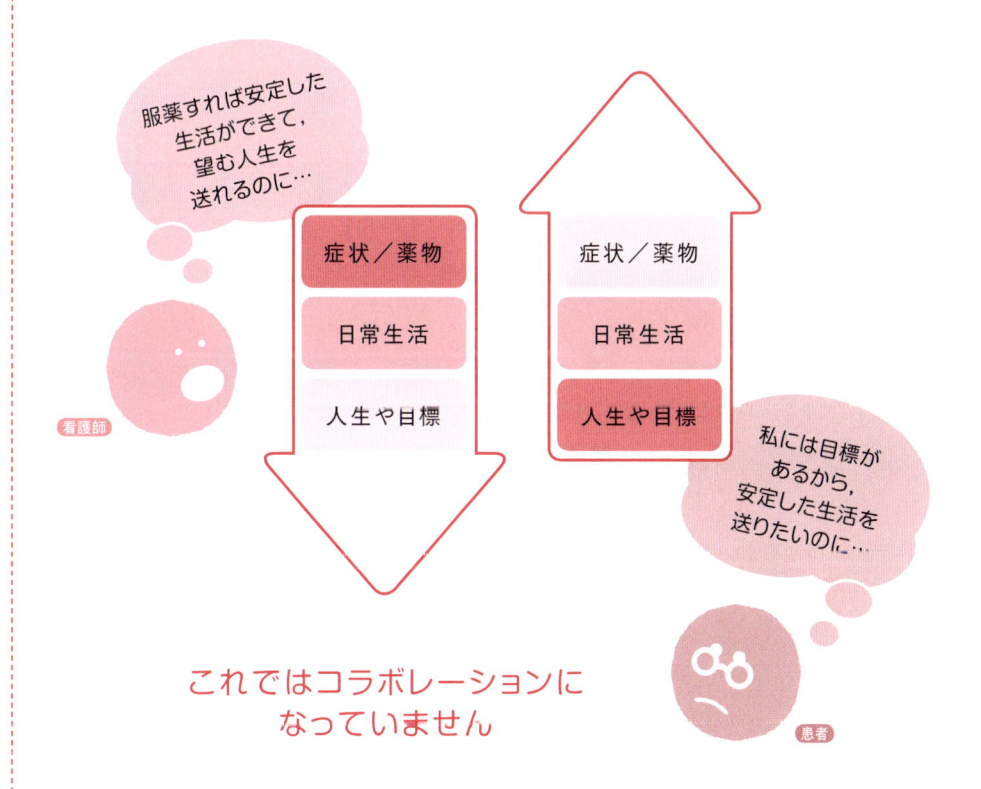

服薬すれば安定した生活ができて，望む人生を送れるのに…（看護師）

症状／薬物
日常生活
人生や目標

症状／薬物
日常生活
人生や目標

私には目標があるから，安定した生活を送りたいのに…（患者）

これではコラボレーションになっていません

　そのベクトルを，同じ視点で眺めてみる——これがコラボレーションの基本です。「総論レベルで同意を得る」ためには「患者の視点で展望する」ことが不可欠なのです。鍵となる介入［先を見据える］は患者の望む人生や達成したい目標を明確にするために役立ちます。

9 かかわりを進めるためのスキル
反映的傾聴
Reflective listening

▶ 解説

患者が本当に言いたいことを，患者が経験していることやその意味づけの話の中から抽出して，それを患者に返すことです。
患者にとって「私の気持ちを察してくれた」と実感する体験となり，自己洞察を深めたり，行動を変えるきっかけとなります。

　人は，いつも自分の伝えたいことをきちんと表現できているとは限りません。反映的傾聴は，相手が本当に伝えたいことの意味を推測して，その推測が正しかったかどうかを患者に尋ねることです。【要約】と異なる点は，このような意味の推測がなされているかどうか，です。

　また，傾聴とは，単に話を熱心に聴いていることではありません。

　この【反映的傾聴】は非常に重要ですが，難しいスキルでもあります。【反映的傾聴】は次の2つの方法がありますが，いずれも患者の言葉で語られなかったことを返すことです。

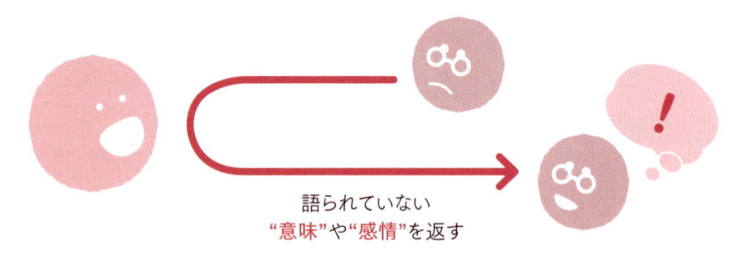

語られていない"意味"や"感情"を返す

1. 患者の話の中の隠された意味を推測して，別の言葉に置き換えて返す
2. 患者の話の中の体験で，感じたであろうことを返す

○【反映的傾聴】をすることのメリット

▶ 患者が自分自身の考えを引き出せるように促すため，患者の自己洞察を深められます。

▶ 卓越した【反映的傾聴】は，行動を変えるきっかけとなる言葉を引き出すことができます。

意味を抽出し,相手と共有するプロセス

【反映的傾聴】には,次のようなプロセスがあります。これは,意味を推測して,相手に確認して,あなたの推測が正しかったかどうかを検証し,相手と共有します。

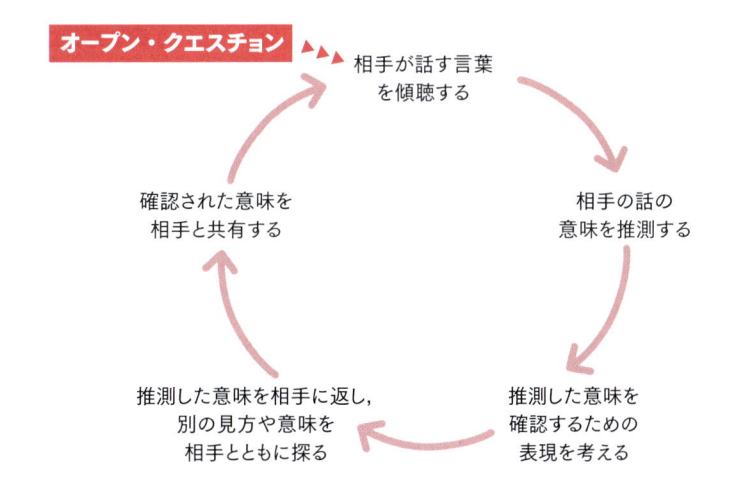

オープン・クエスチョン ▶▶▶ 相手が話す言葉を傾聴する
→ 相手の話の意味を推測する
→ 推測した意味を確認するための表現を考える
→ 推測した意味を相手に返し,別の見方や意味を相手とともに探る
→ 確認された意味を相手と共有する

意味を推測するのに役立つフレームワーク

「意味づけを話の中から抽出する」ことがこのスキルの本質ですが,意味の抽出は難しいことです。患者自身が気が付いていない価値や意味だからこそ反映的傾聴をするわけですが,「価値や意味といっても千差万別で,推測なんてできない」と思われるかもしれません。しかし,患者の服薬行動を,「処方された薬を服用するか服用しないか,患者は何かしらの動機に基づいて行動している」と仮定すると,意味の探求には動機づけの理論を援用することができます。

動機づけ理論には,マズローの欲求階層理論や期待理論,管理職におなじみの目標設定理論などさまざまなものがあります。

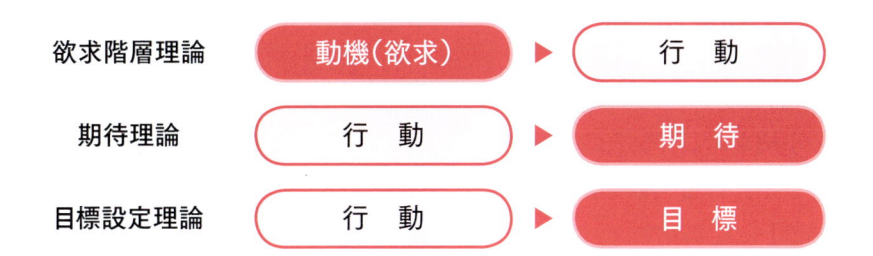

欲求階層理論	**動機(欲求)** ▶	行 動
期待理論	行 動 ▶	**期 待**
目標設定理論	行 動 ▶	**目 標**

9 かかわりを進めるためのスキル
反映的傾聴
Reflective listening

マズローの欲求階層理論と服薬行動

　動機づけの理論，つまり人の行動がどのように生起するのかを説明する理論の代表格として，マズローの欲求階層理論があります．人をある行動に駆り立てるのは，比較的安定した欲求（ニード）があるからであり，その基本的欲求はピラミッドに見立てられ，下層を低次な欲求，上層を高次な欲求として，「生理的欲求」「安全の欲求」「所属と愛の欲求」「承認の欲求」「自己実現の欲求」の5段階の階層構造をなすという仮説です．欲求には優先度があり，低次の欲求が満たされないとより高次の欲求に移行しない，とされています．皆さんも，看護問題の優先順位を決めるときにこの仮説を用いた経験があると思います．薬物療法がこれらの欲求の脅威となれば，患者は服薬を中断します．

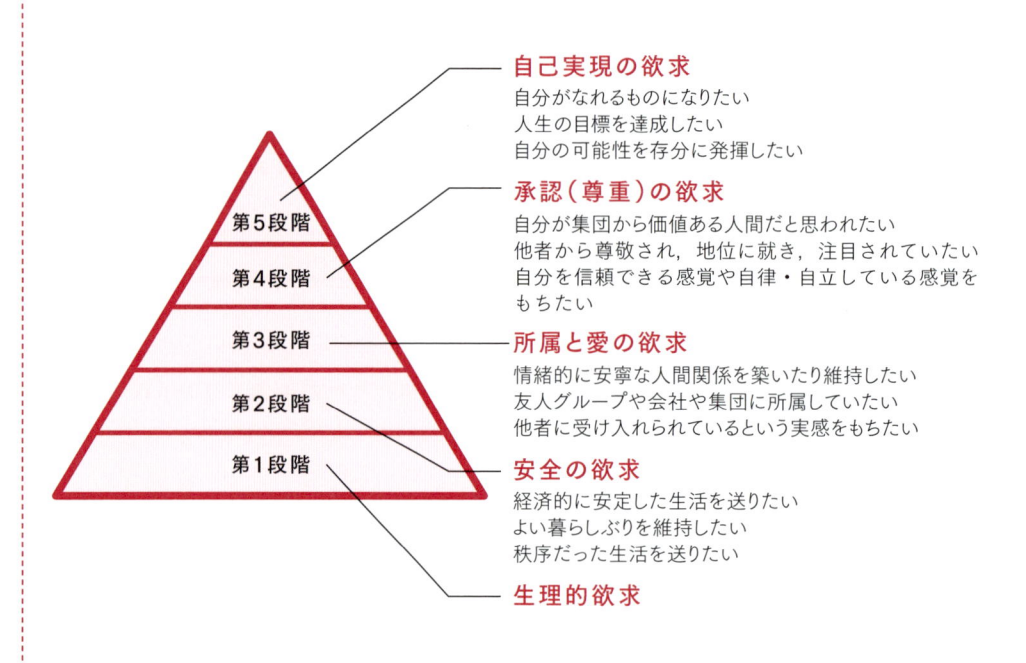

第5段階 — 自己実現の欲求
自分がなれるものになりたい
人生の目標を達成したい
自分の可能性を存分に発揮したい

第4段階 — 承認（尊重）の欲求
自分が集団から価値ある人間だと思われたい
他者から尊敬され，地位に就き，注目されていたい
自分を信頼できる感覚や自律・自立している感覚をもちたい

第3段階 — 所属と愛の欲求
情緒的に安寧な人間関係を築いたり維持したい
友人グループや会社や集団に所属していたい
他者に受け入れられているという実感をもちたい

第2段階 — 安全の欲求
経済的に安定した生活を送りたい
よい暮らしぶりを維持したい
秩序だった生活を送りたい

第1段階 — 生理的欲求

【反映的傾聴】の例

　【反映的傾聴】は，まず患者の話した言葉がマズローの基本的欲求のどの階層の事柄を示しているのかを推測し，「私は◯◯したい」「私は◯◯したくない」という1人称で文章を作ります．その人称部分を除いて相手に返せば，【反映的傾聴】になります．

薬を飲まないと家族に迷惑をかけてしまう ←	「普通の暮らしぶりを手に入れたい」または「自立したい」 （安全の欲求または所属と愛・承認の欲求）
インポテンツの副作用で夫婦関係がぎくしゃくしてしまう ←	「妻との夫婦関係を良好なまま維持したい」または「妻が何より優先」「妻の希望を叶えたい」 （所属と愛の欲求）
職場で服薬したくない ←	「レッテルを貼られたくない」または「同僚からさげすんで見られるのは嫌」 （所属と愛の欲求または承認の欲求）
服薬や通院が面倒だ ←	「現在の生活がどのように変化するのか不安だ」 （安全の欲求）
まわりからとやかく言われるのが嫌だ ←	「自分のことは自分で決めたい」 （自己実現の欲求）

意味を推測する

　【反映的傾聴】を行うためには，相手の話の中にどのような意味が込められているかを探求してください。下のいくつかのクエスチョンを頭の中に入れておき，話を聞きながら，「欲求階層理論だったらどの段階に位置づけられるものなのか」を推測し，相手に返しましょう。これはあくまでも推測なので，患者に返した上で訂正することもできるので，「これだ！」と決めつけないようにしましょう。

　たとえば，患者が治療に対して否定的な態度をとったとき，私たち看護師は「治療が最優先」で「患者は治療を受けることに動機づけられていない」と捉えがちです。しかし，患者は「治療に動機づけられていない」のではなく，「治療以外の何かに動機づけられているので，結果として治療を拒否するという行為に及んでいる」と捉えてみてください。患者の行動を動機づけている治療以外の何か，つまり反映的傾聴で返すポイントになる意味が見つけ出しやすくなります。

1. 患者の大切にしているものは何か
2. 患者は何を重要視し，何を重要とみなしていないか
3. 患者は何に焦点を当て，何を無視しているか
4. 患者は何を強調しているか

10 かかわりを進めるためのスキル
面接を相互に関係づける
Linking sessions together

▶ 解説

面接を始めるときには，必ず前回の面接のキーポイントを要約して伝えます。
そのために，面接の終了時には面接の概要を要約し，次回に話し合う内容を取り決めておく必要があります。

【面接を相互に関係づける】ことのメリット

▶ 看護の一貫性や継続性を担保することができます。あなた1人で面接を継続できない場合に，ほかの看護師でも継続性のある面接をすることができます。

▶ 面接と面接のあいだの時間も，患者が自分自身の治療体験について振り返ることができます。面接が毎週1回で計6回としたら，最初の面接から最後の面接までの5週間，患者は自分の治療体験と向き合うことになり，"6回の面接"ではなく，"5週間の向き合い"になるわけです。このメリットを最大限に活かすために，面接中にメモをとり，それをコピーして患者に手渡すことをお勧めします。そうすることで，面接と面接のインターバルにおいても，患者は自分自身が受けている薬物療法について考える機会とすることができます。

【面接を相互に関係づける】例

　【面接を相互に関連づける】というスキルは，【要約】にかかっています。
　面接終了時にその面接全体の内容を要約し，次回の面接の冒頭でそれを確認します。同時に，前回の面接で話し合った事柄について，患者が今回の面接までにどのようなことを考えたのか，感じたのかについても尋ね，それも含めた【アジェンダの設定】（次のスキル参照）をします。

前回

😊**看護師**：今日の面接は，精神科のお薬にはいくつかの副作用があること，その中でもあなたは特に体重が増え続けるのではと心配していること，この2点を話し合いました。では，次回は体重の増加について，あなたの体験を話題にして，解決方法まで一緒に考えるということでよろしいですか？

😊**患者**：そうですね。それでいいです。

▼▼ 【要約】のスキルを用いて，面接を相互に関連づけます

今回

😊**看護師**：前回の面接は，精神科のお薬にはいくつかの副作用があること，その中でもあなたは特に体重が増え続けるのではと心配していること，この2点を話し合いました。そして，今回は体重の増加とその解決方法を一緒に考えるという予定です。

😊**患者**：はい。

😊**看護師**：前回話し合った副作用について，何か考えたことや感じたことはありませんか？

😊**患者**：副作用のことで思い当たることを見つけました。最近のどが渇くことがよくあって…

😊**看護師**：※【アジェンダの設定（面接の枠組みを取り決める）】をします（次スキル参照）

かかわりを進めるためのスキル

11 アジェンダの設定 （面接の枠組みを取り決める）
Setting an agenda

▶ 解説

これからの時間に話す話題や終了時間，面接をする頻度や日時，そこで話されたことを記録に残したり医師に報告したりするかなど，面接の枠組みや手続き（アジェンダ）を取り決めることです。
面接テーマを指して，アジェンダと表現することもあります。

　看護師の仕事はただでさえ忙しいものです。そんな忙しさの中で十分な面接時間を作るのは至難のわざでしょう。ですから，限られた時間の中で効果的な面接をすることが求められます。面接の枠組みを決めること，つまり明確な目的や計画を患者とともに取り決めることによって，面接時間の有効活用と構造的で焦点が絞られた面接が可能になります。

【アジェンダの設定（面接の枠組みを取り決める）】のメリット

▶構造的で焦点の絞られた面接が可能となり，面接時間を有効活用できます。
▶会話の目的や計画を設定することに患者が参画することによって，患者はその面接に対するオーナーシップとセルフコントロールの感覚をもつことができます。また，腕時計をテーブルの上に置き，相手に時間の管理をしてもらうことでコントロール感を高めることができます。

【アジェンダの設定（面接の枠組みを取り決める）】の例

導入の会話 コンプリメント

看護面接のきっかけはどのような事柄でも構いません。天気の話，テレビ番組の話，今朝食べた朝食のメニューでも，なんでも結構です。また，「昨日の時間がかかる検査，よく辛抱されましたね」など，患者の治療上の行為をコンプリメントする（労う）ことも大切です。
そのあと，次のような【オープン・クエスチョン（開いた質問）】で本題に入ります。

疾患や治療の受け止め方のオープン・クエスチョン

「さて，入院なさって1カ月がたちましたが，今どのようなことをお考えですか？」

「退院後の生活でどのようなことが気がかりですか？」

　このような【オープン・クエスチョン（開いた質問）】を用いると，多くの患者は考えや心配事を話してくれます。しかし多くの場合，さまざまな懸念が次から次へと話されます。そんな訴えの内容を書きとめたメモを注意深く見てください。一見すると雑多と思われる懸念も，いくつかのテーマに集約されます。たとえば，治療の見通しや副作用への恐れ，家族や配偶者との生活に関する心配，学業や仕事に復帰することの不安などに集約できます。

要約 選択を促す

　「あなたは，主治医との関係がうまくいっていないと感じているようですね。もう1点，治療の見通しへの不安を抱えていらっしゃるようですね。今日の面接は残り30分あります。残りの時間はどちらの話題を取り上げましょうか？」

面接テーマの決定 面接枠組みの決定

　そして患者が選択した話題について「それでは，○時○分までの時間を，主治医との関係について，あなたが感じていることを話し合いましょう。それでよろしいですか？」と言い，患者が同意したらアジェンダが設定されたことになります。また，ここで話された内容を記録に残したり，医師やチームのほかの看護師に伝えたりするかについても患者の意向を確認します。さらに，ここで扱わないと決められた別の話題を今後取り上げるかについても取り決めておきます。

かかわりを進めるためのスキル
12 柔軟に対応する
Being flexible

▶ 解 説
面接を予定通りに行うかどうか，面接の時間の長さ，面接を行う場所，何時から何分間ほど面接とするかなどは，その日の患者の状態に応じて柔軟に決定します。

柔軟性は，先延ばしの心理を認めることとは違います

　柔軟性とは，単に対話を翌日，翌週，翌月へと先延ばしすることではありません。
　柔軟に対応する上で重要なのは，次のことを見極めることです。
- 患者が対話に対してどれくらい関心を抱いているか
- 対話以上に優先する事柄は何か
- 疾患や治療の対話を深めることで直面するかもしれない現実への恐れがどの程度なのか
- 対話を継続していくことにどれくらい自信を抱いているか
- 対話を継続しないことや疾患と薬物療法の継続にどれくらい楽観的態度を抱いているか

　【アジェンダの設定（面接の枠組みを取り決める）】は連続する面接に枠組みを与えますが，ともすると，どうしてもその通りにやらなければならないという観念を引き起こします。患者の状態，意思，予定などに応じて変更することが大切です。

【柔軟に対応する】メリット

▶面接に対する患者の主体性を維持することができます。

【柔軟に対応する】の例

　今回の面接では，入院直前のAさんが苦労した経験を聞いて［振り返り］の介入を行う予定になっています。

看護師：こんにちは，Aさん。今日はいかがお過ごしですか？

患者：いやあ，昨日からちょっと頭が痛くてさ。さっき受け持ちさんにも話したんだ。

看護師：あら，そうなんですね。今日は少し長い時間のお話になると思うのですが，変更することもできますよ。

患者：いや，大丈夫だよ。せっかく約束しているんだしな。

看護師：それでは，まずお話をしてみて，具合が悪い様子でしたら，どちらからでも中止の提案をするというのでどうでしょう？

患者：おお～，なんか気を遣わせて悪いねえ。それでいいよ。

　　　　⋮（対話が続きます）

看護師：いつもより，表情が優れませんね。

患者：そう？　話せないことはないんだけど…

看護師：できれば快適に話せるときにこの話題をしたいので，今日はとりあえずここまでにしませんか？

患者：そうだな，気遣ってくれてありがとう。

看護師：どういたしまして。次はいつにしましょうね？

13 かかわりを進めるためのスキル
積極的な治療的スタンス
Active therapeutic stance

▶ 解説

コンコーダンス・スキルを用いた面接を行う前に，言語的なコミュニケーションに混乱をきたす症状への対応を優先させることです。

疾患による症状と考えられる思考障害や認知機能の低下，知的レベルの低下が見られることがあります。それらの程度の見極めが不十分だと，貴重な時間をかけて行った介入が徒労に終わることもあります。それらの症状が対話に大きな影響を及ぼす場合，コンコーダンス・スキルを用いた面接を行う以前に，積極的な治療を進める必要があります。そのために看護師は，医師やほかの看護師，コメディカルに対してカンファレンスの開催を打診します。

介入をするかのアセスメント

コンコーダンス・スキルはすべての患者に適用できるわけではないことを留意ください。では，どのような患者に対して適用が困難となるのでしょうか。

コンコーダンス・スキルは，言語的なコミュニケーションによります。したがって，言語的なコミュニケーションが困難な患者は対象にはなりません。この基準は比較的容易に理解できると思います。

しかし実際には，一見すると言語的なコミュニケーションが可能であっても，対話のプロセスを進めることが困難な状態にある患者もいます。

【積極的な治療的スタンス】が必要かをアセスメントするフレームワーク

対話を通じて，精神状態評価 Mental State Examination（以下，MSE とします）を用い，患者の精神状態をアセスメントします。MSE は患者の精神現象を説明する枠組みであり，精神科医療従事者にとってはもっとも基本的なアセスメントです。MSE の枠組みは提供機関によってさまざまですが，およそ次のような項目によって構成されています。

項目	内容
全般的記述	体型，態度，姿勢，身だしなみ，着衣，受ける印象など
意識・覚醒	意識の清明度と覚醒度，集中力，注意の保持など
情動	気分や感情，不安，情動反応の適切さなど
運動・行動	常同行為，強迫行為，ワーキングメモリーなど
思考形式	迂遠，接線，連合弛緩，途絶など
思考内容	患者の行動の多くを規定する宗教的価値観，強迫観念，妄想など
発語	話し方，読字や書字の能力など
知覚	錯覚，幻覚，刺激に対する認知的解釈など
記憶	遠隔記憶，近時過去記憶，近時記憶，即時記憶，見当識など
知能	患者の受けた教育水準や知能検査によって査定されるIQなど
自我	現実感，現実検討，行為の帰結の予測，自他の区別など
洞察・判断	病識や社会的な判断能力，「なぜ？」に対する答えの的確さ

【積極的な治療的スタンス】を要する症状の例

思考内容と思考過程の著しい障害

　看護師との対話を続けることは可能であっても，看護師とのやりとりのほとんどを妄想体系に取り入れてしまうような著しい思考内容の障害，あるいはどのような話題も脱線してしまうような著しい思考過程の障害がある場合は【積極的な治療的スタンス】をとることが必要です。

自我の障害

　自我意識が低下し，看護師との対話に集中できないほどの注意散漫な場合，すなわち自我意識の障害は【積極的な治療的スタンス】をとることが必要です。現実感の消失は，患者が自分から訴えてくることもありますし，看護師が感じることもあります。いわゆるプレコックス感（統合失調症患者と接するときに面接者に生じる対人的接触の手ごたえの喪失やそれに伴う困惑）を感じたら自我意識の障害の程度をアセスメントしましょう。

低い適応能力や退行

　コンコーダンス・スキルは言語によって思考し，感情を言語的に表現するなど，すべて言語を介して対話を進めます。したがって，ウエクスラー式知能検査によってアセスメントされる社会生活への適応能力や退行の程度は，対話を継続するかについて有用な情報を提供してくれます。

記憶障害

　記憶障害をもつ患者と対話を進める上では，患者の記憶力の低下を補うために工夫が求められます。

14 かかわりを進めるためのスキル
個人の選択とその責任を強調する
Emphasize personal choice and responsibility

▶ **解説**

患者が正しい情報に基づいて治療に関する個人的な選択をするならば，その選択を患者自身が責任をもって実行することをサポートします。

患者が治療に関する正しい情報を入手し，それを患者の日常生活と照らしあわせて合理的な意思決定をするならば，その内容は看護師の判断と一致するでしょう。つまり，正しい情報に基づくならば，症状の再燃を予防するために患者は長期にわたって服薬を続けます。

一方，それが患者にとって望ましくない結末につながると思われることを，患者が望むこともあるでしょう。経験を積んだ看護師であれば，そうした意思決定の結末がどのようなものになるのか，容易に想像できる場合もあるでしょう。しかし，コンコーダンス・スキルを用いた面接においては，患者が服薬をしない生活にチャレンジしてみたいという意思決定をすることも想定しておかなければなりません。患者の選択を尊重し，その選択の結果に対する責任を強調することは，患者とともにその選択の予測される帰結を想定し，リスクを最小限にするためのあらゆる手立てを検討し，その実行にあたって患者ができることと私たちができることとを明確に取り決めておきます。

【個人の選択とその責任を強調する】メリット

- ▶患者は，治療に対するオーナーシップ（主体性）やオートノミー（自律性）の感覚を抱くことができます。
- ▶病棟という環境で服薬中断時のシミュレーションが可能になり，悪化時のリスク回避を患者と一緒に考えることができます。

【個人の選択とその責任を強調する】例

　患者の選択を尊重し，その責任を強調することが重要だとわかっていても，実際には非常に困難です。むしろ，薬物療法を継続しないという意思決定を患者がした場合に，「それを尊重するなんて馬鹿げている」と思う方のほうが多いかもしれません。

　それは，治療継続をしないという意思決定は患者にとって不利益となることを看護師は知っているからです。しかし，どのような意思決定をしても，退院後の生活の中で患者が服薬する場面には，看護師はほとんど関与できません。看護師の前で服薬をきちんとしているからといって，退院後も服薬を続けるとは限らないのです。つまり，服薬をするかどうかは，最終的には患者よって判断がなされるわけです。ですから，患者の意思決定が今後の治療継続に活かせるようにすることが重要です。

　入院患者の場合，病棟という看護師の目が行き届く環境であるというメリット，退院後に起こりうるリスクを回避するためにできることを考えられるというメリットがあります。そうしたメリットに，目を向けることが重要です。

> **患者**：看護師さんとのお話を繰り返して，自分が普通の生活を送るためにはお薬を飲み続けることがいかに大切なのかを理解できました。ですが，薬を飲まなくても安定した生活を送れる方もいらっしゃるので，私もお薬なしの生活にチャレンジしたいと思っています。

【個人の選択とその責任を強調】**していない**看護師の反応

> **看護師**：でも，それはまったくバカげた判断ですよ。知りませんよ，どうなっても。

【個人の選択とその責任を強調】**した**看護師の反応

> **看護師**：わかりました。では，そのように決定をしたあなたを今後どのように援助していけるのかについて話し合いましょう。まずはどのようなリスクがあるのか，あなたのこれまでの体験を振り返りながら確認し，その上で，あなたと私たち医療スタッフがそれぞれどのような役割を果たすことができるのかを取り決めましょう。

> **患者**：そうですね，そうします。

かかわりを進めるためのスキル

15 コーピング・クエスチョン（工夫の問いかけ）
Coping question

> ▶ 解 説
>
> 患者が困難な状況にあると感じているときに，その困難な状況に患者自身が工夫している（取り組んでいる）ということを共有するための質問をします。
> それにより，困難やストレスに対処する自分の力を患者自身が実感できます。

　病気や障害をもっている方でなくとも，困難な状況に陥ると混乱や怒りが湧きあがるものです。そうしたとき，患者の混乱や怒りを否定することは，患者の気持ちそのものを無視するメッセージとなりかねません。

　困難な状況に陥っていて感情の整理がうまくいかないときには，その人が前向きに取り組んでいる部分を明らかにするような問いかけをすることが有効です。

【コーピング・クエスチョン（工夫の問いかけ）】のメリット

▶困難な状況に患者がどのように取り組んでいるのかを共有できます。
▶困難やストレスに対処する自分の力を，患者自身が実感できます。
▶患者が感じていることを尊重する姿勢を患者に伝えることができます。

【コーピング・クエスチョン（工夫の問いかけ）】の例

　「そのような状況にあるあなたが，それでも取り組んでいることはなんですか？」
　この問いを発することで，困難に対して感情的に巻き込まれてしまっている患者が，混乱の中から脱しようとして自分が行動していることを自分自身で気づくきっかけになります。
　【コーピング・クエスチョン（工夫の問いかけ）】は【リフレーミング】のスキルを問いに応用したものです。例を通して，両者の違いをみていきましょう。まずは【リフレーミング】の例です。

例「母親が薬を飲みなさい，飲みなさいってうるさくて，腹が立って，我慢するのはもう嫌です」

> **相手に対するリフレーミング**
>
> **感情リフレーミング** ｜ 感情面や意思面での肯定的側面を返すこと
> 応答例：「お母さんを気遣って，腹が立っても怒りをぶつけないでいるのですね」
>
> **行動リフレーミング** ｜ 行動面での肯定的側面を返すこと
> 応答例：「親子関係で我慢している気持ちを誰かに話しておきたくて，ここで私に思いを話しているのですね」

次に，【コーピング・クエスチョン】では，このようなエピソードをひとしきり聞いたあとで，見方を変えた言葉を返すのではなくて，具体的な工夫を聞くことになります。

例「母親が薬を飲みなさい，飲みなさいってうるさくて，腹が立って，我慢するのはもう嫌です」

> **コーピング・クエスチョン（工夫の問いかけ）**
> 「そんな状況でもあなたが今日までなんとかやってきているのは，あなた自身のどんな考えやどんな行動が貢献していると思いますか？」
>
> **感情コーピング** ｜ 感情面や意思面での肯定的側面が浮かび上がる
> 患者の答え例：「たった1人の母さんだから大事にしたいんで」
>
> **行動コーピング** ｜ 行動面での肯定的側面が浮かび上がる
> 患者の答え例：「こうやって自分の思いのたけを話すことかなぁ」

【リフレーミング】でも【コーピング・クエスチョン】でも，感情面では母親を尊重したいという思いが，行動面では自分の気持ちを話す行動が明らかになっています。【リフレーミング】の場合は看護師が患者に，【コーピング・クエスチョン】の場合は患者が看護師に，肯定的な側面を話すことになります。

コンコーダンス（調和）をめざす中では，患者自身の考えを明らかにすることが重要なので，自分自身の工夫を見出す力が患者にあると思える場合には，それらを患者に話してもらえるように働きかけることが有効です。

15 かかわりを進めるためのスキル
コーピング・クエスチョン（工夫の問いかけ）
Coping question

● 他のスキルを組み合わせると効果が高まる

　このスキルは，ほかの「かかわりを進めるためのスキル」と組み合わせて使うと効果的です。

　たとえば，【コラボレーション（協働性を示す）】と組み合わせると，患者の希望に向けて一緒に考える姿勢を示すことができます。患者の語りを【要約】することや【相手の用いている言葉を使う】ことで，患者の主体性を高めることもできます。また，【リフレーミング】の技術と組み合わせると，より強力に自己効力感を高めることが期待できます。困難な経験を他罰的に話している患者に対しては，先に【コーピング・クエスチョン（工夫の問いかけ）】を行ってから【個人の選択とその責任を強調する】も行うことで，患者との関係が進みやすくなるでしょう。

　母親と大ゲンカして1人暮らしをすることになった女性で，ご飯を食べる気になれないとのことで，看護師が話を聞くことになった例で見ていきます。

> **患者**：私，5年前にこの病気だってわかって，それだけなら耐えられたんだけれど，うちの家族は私が目立つことをすると「お前は離婚もしたし，病気もちで満足に働けないなんて，人様に顔向けできないよ。この親不孝者！」って言って…。なんで自分ばっかりこんな目に遭うんだろうって思うし，親は選べないって思うけれど，正直つらいし。1人暮らしをすることにしたけれど，言われた記憶がきれいに置き換わるわけではないじゃないですか。せっかく1人暮らしをしたのに，最悪な気持ちなんです。

> **看護師**：ずっとあなたのお話を聞いていて感じたことなのですが…（はじめに【要約】の言葉を返しています）。そのような大変につらい経験をした状況でも，今日ここに来ているように，自分の人生を投げ出さずにいるのだと感じました。それはなかなか簡単なことではなかっただろうと思います。話していただいたような経験をもつあなたが自分の人生

【4. 要約】

【7. 支持と承認を示す】

を投げ出さずに過ごしているのは，どんな原動力からなんですか？ 〔15.コーピング・クエスチョン〕

👤**患者**：（何かに気付いたような表情で）あっ…，あの，私，今は離れているけれど，息子がいるんです。いつか，息子に会って息子を抱きしめたいんです。だから，今はつらいけれど，つらくてもその日まではがんばろうって。

👤**看護師**：息子さんの存在ががんばろうという気持ちの源なんですね。〔1.相手の用いている言葉を使う〕もしかしたら，ここ数日の，食事をとるのもままならないくらいという状況でも，何か工夫したり行動したりしていることがあるのではないですか？ 〔15.コーピング・クエスチョン〕

👤**患者**：えっ…あの，私の姉が，ときどき様子を見に来てくれているんです。そのときは少し甘えて自分の気持ちを正直に言うようにしてます。姉は別に何も言わないで「元気でね」って帰るだけなんですけれど，息子のことを思い出して，その日は前向きになれるんですよ。あぁ，そうなんですね。そういうことなんですね。

👤**看護師**：何かに気づいた表情をされていますね。〔6.リフレクション〕

👤**患者**：はい。なんだか，やっていけそうです。また話を聞いてもらえますか！

👤**看護師**：はい，もちろんです。

　このように【コーピング・クエスチョン（工夫の問いかけ）】は患者自身の工夫や資源を明らかにする強力な方法です。

　ただし，いつでも【コーピング・クエスチョン（工夫の問いかけ）】が有効とは限りません。患者が困難な状況を経験している場合，特に「どうして私だけにこんな困難があるんだろう，普通だったら○○なのに」といった孤立感ともいうべき感情がある場合には，少し丁寧に支持的な応答を続けていくとよいでしょう。孤立感が深いときに突然に「あなたの工夫は？」と言われると，突き放した印象を与える可能性があるからです。

16 鍵となるスキル
患者の関心を維持する
Keeping people engaged

▶ 解 説
話し合いにおいて，患者がどれくらい集中しているのかを注意して観察することです。

患者との面接を進める上で，患者が会話に積極的に参加しているか注意を払うことが重要です。アセスメントの質問項目を埋めることや面接を予定どおりに進めることにとらわれるあまり，つい，患者に対する関心が薄れてしまうことがあります。私たち看護師が行う面接は，あくまでも患者の支援やニーズに応じたものであることが前提です。それを忘れないようにしましょう。

また，患者がどのように治療を理解しているのかについての開かれたディスカッションには，患者と看護師との間にラポールが成立していなければなりません。ラポールとはフランス語で「橋を架ける」という意味ですが，文字通り患者と看護師との間で心が通じ合っているという感覚を双方が抱いている状態のことです。治療に関する会話の中で，患者はどれくらいこの感覚を抱けているでしょうか。

ラポールを形成するために，常に患者を観察し，患者に合わせて面接のペースを変えていく必要があります。これは，コーチングやNLP（Neuro-Linguistic Programming，神経言語プログラミングというコミュニケーションのスキル）にも含まれている基本的なスキルです。

【患者の関心を維持する】のメリット

▶迅速にラポールを構築することができ，それによって開かれたディスカッションが可能になります。

【患者の関心を維持する】の例

　高齢者や小児の看護場面を想像してみてください。そこでは，患者の目線の高さに合わせたり，ゆっくりした口調で話したり，テレビ番組の話題に興じたり，相手と同じ表情をしたりしていることでしょう。このように，相手のペースに合わせてコミュニケーションのスタイル，つまり言語や非言語の行動を変えることが【患者の関心を維持する】ための方法です。具体的には，以下のような工夫が考えられます。
- 面接場所に到着するまで，患者の歩調に合わせて歩く。
- 視点を軽く合わせて，同じ口調や同じ声のトーンで話す。
- 相手の話しはじめた話題に応じる。
- ペースを変える（面接をする時間を変えるなど）。
- 話題を変える（問題や困難な話から，希望や解決の話題にするなど）。

患者の関心が低下しているサイン

　患者の関心が低下しているときには【柔軟に対応する】【積極的な治療的スタンス】【抵抗を最小限にとどめる】などのスキルを使うことも考慮するとよいでしょう。

　患者の関心が低下しているサインは，以下のようなものです。
- 視線（遠くを見ている，聞いているときと話しているときで視線が変わらない，など）
- 呼吸（ため息をつく，あくびをする，など）
- 応答のリズム（話題が続かない，間延びする）
- 対話の内容（同じ答えを繰り返す）

17 鍵となるスキル
抵抗を最小限にとどめる
Keeping resistance low

▶ 解説
話し合いの中で患者が示す抵抗，つまり不満げな態度の背後にある意味を表面化させて，面接のテーマとして扱うことで，影響を最小限に食い止めます。

抵抗の4つのサイン

面接の中で患者が抵抗を示すことがよくあります。抵抗は，あなたと患者の話し合いが失敗している，あるいは失敗する可能性があることを示すサインであり，とても重要なものです。患者の抵抗の示し方の代表例は次の4つです。

一方的な主張
- 看護師の話を疑う
- 看護師の専門性を疑う
- 他の医療従事者とあなたを比較し，優劣をつける
- 敵意を示す

中断
- あなたの話の途中に割り込む
- 面接の途中で立ち去る
- 看護師との面接を拒否する

否定
- 問題を他人のせいにする，責任逃れ
- 問題の存在を認めない
- リスクを過小に評価する
- 自分の行動の言い訳をする

無視
- 看護師を無視する態度をとる
- 別の話題を話しはじめる
- 話題をすり替える

【抵抗を最小限にとどめる】メリット

▶ 患者との関係性を深めることができます。
▶ 患者が自分自身の考えを振り返る機会となります。

躊躇してしまうことかもしれませんが……

　一方的な主張や中断，否定，無視といった明らかな抵抗を示す以前にも，時計を見る機会が増えたり，入り口に足先を向けたり，落ち着かない態度をとったりもします。また，面接の時間に遅れてきたりすることも，抵抗のサインかもしれません。患者との面接の中で，あなた自身が感じる違和感も，抵抗のサインである場合があります。

　このような抵抗やそのサインが観察され，それらを顕在化させて扱うことは看護師にとって，一時的なものにせよ非常にストレスフルな体験となるため，躊躇してしまうことがよくあるものです。しかし，抵抗について扱わずに素通りしてしまうことには，看護師にとっては「ストレスを感じることがない」というメリットがあるかもしれませんが，患者と看護師との距離は拡大していくというデメリットが生じます。専門職である看護師には，このような抵抗を顕在化させ，それに対して真摯に向き合い，解決していこうとする態度が求められます。それによって，患者とあなたとの関係性を深めたり，患者が自分自身の考えを振り返ったりする機会として，逆に利用することができます。

17 鍵となるスキル
抵抗を最小限にとどめる
Keeping resistance low

【抵抗を最小限にとどめる】ためのスキル

　時計を見る機会が増えたり，入り口に足先を向けたり，落ち着かない態度など，抵抗の前兆を扱うきっかけは【リフレクション（反応の引き出しと応答）】のスキルが有効です。また，一方的な主張や中断などの明らかな抵抗がみられた場合には，次のような3つのアプローチが役立ちます。

1.【個人の選択とその責任を強調する】
🔴**看護師**：今回の面接のテーマは，あなたが体験している副作用の解決策でしたね。
🔴**患者**：今日はそんな気分じゃないなぁ…
🔴**看護師**：それでは，どのようなテーマが今日のあなたにとって有意義なのか，教えていただけませんか？　あなたのアイデアで今日の面接のテーマを決めてみましょう。

2. 引き下がったり，寄り添ったりする
🔴**看護師**：退院後もずっと薬を飲み続けようと思っていらっしゃるのですね。
🔴**患者**：そんなふうには言ってませんけど。
🔴**看護師**：すみませんでした。私が勘違いして理解していましたね。どこでそのような勘違いをしてしまったのか振り返ってみたいのですが，あなたもお付き合いいただけませんか？

3. テーマに関する患者の考えを探る
🔴**患者**：薬にはよいところなんて何もありませんよ。
🔴**看護師**：あなたが今受けている薬物治療にはメリットが何1つないということですね。では，いま1度，あなたが薬物治療をどれくらい重要だと評価されていらっしゃるのかを話し合うことが，私たちにとって役に立ちそうですね。

18 鍵となるスキル
矛盾を拡大する
Developing discrepancy

▶ 解説
患者の考えの中にある矛盾点に，患者自身の注意を向けさせます。

多くの患者は薬物療法に対する矛盾した考えをもっています。たとえば，一時的な興奮を鎮めるために，一時的な不眠を解消するために，薬物は役に立つものであると理解しています。その一方で，長期にわたって予防的に服薬することにはメリットを感じていない，という具合です。また，「変わりたいけど，変わりたくない…」という思いがうかがえる行動も見られるものです。

そこで，そうした矛盾した行動や価値観を言葉で表現することで，患者自身にそれを気づかせて，認知的不協和（後述）を作り出します。それによって，行動や態度・価値観を変えることへの心の準備（レディネス）を整えることができます。

【矛盾を拡大する】ことのメリット

▶ 自分自身の矛盾点に気がつくことで，行動や態度，価値観を変える心の準備（レディネス）を患者にもたらします。

【矛盾を拡大する】こととは，認知的不協和を作り出すこと

認知的不協和 cognitive dissonance とは「人が自分自身の中で矛盾する認知を同時に抱えた状態」のことで，米国の社会心理学者レオン・フェスティンガー Leon Festinger の提唱した理論的概念です。人の動機づけや行動変容を説明する「認知的不協和理論」では，その状態にあるときに人は不快感を覚え，その矛盾を解消するために行動や態度，価値観を変えると考えられています。

18 鍵となるスキル
矛盾を拡大する
Developing discrepancy

○【矛盾を拡大する】には，矛盾を言葉で表現しなければならない

　人は，自分の行動や考えが「なりたい」と考えている個人的な理想像や目標を妨げていることを自覚したときにはじめて，行動や態度，価値観を変える必要性に気が付きます。【矛盾を拡大する】というスキルの重要なポイントは，この自覚が"言葉"を用いて表現されるということです。

　ある行動も，そのような行動をしているという認知，つまり言葉に置き換えられて表現されます。「社会構成主義」の理論では，ある人にとっての現実（reality）とはその人が頭の中で作り出したものであると考えられています。つまり，矛盾しているという現実は，言葉によって表現された上で認知され，はじめてその人にとっての現実となります。

○ あなたの身近な認知的不協和

　あなた自身やあなたの身近な人たちの中にも，認知的不協和を体験したことがある人は数多くいるはずです。以下の7つの認知の組み合わせは，日常生活や仕事の中でよく見られる認知的不協和を描き出しています。「ケーキを食べている」という行動も「薬を飲みたくないと考えている」という思考も，認知として言葉によって表現されるものであることに注目してください。

例1　認知1　私は，一流パティシエのケーキを食べている
　　　　認知2　理想的な体型をキープするにはカロリーの高いスイーツはよくない

例2　認知1　私は，煙草を吸う
　　　　認知2　煙草を吸うと肺がんなどの呼吸器疾患になりやすい

例3　認知1　私は，余暇時間の多くを遊んで過ごしている
　　　　認知2　看護師としてキャリアアップするためには勉強する時間が不可欠だ

例4　認知1　私は，脂質異常症の薬をここ数日ずっと飲んでいない
　　　　認知2　脂質異常症の薬は飲み続けると心筋梗塞や脳梗塞を予防できる

例5　認知1　私は，精神科の薬を飲み続けようとは考えていない
　　　　認知2　入院前の恐怖を再び体験しないように服薬継続が必要だ

例6　認知1　私は，薬を飲みたくないと考えている
　　　　認知2　私がイライラせずに落ち着いていられることに薬は役立っている

例7　認知1　私は，精神科の薬は何1つメリットがないと考えている
　　　　認知2　私は，快適な睡眠のために睡眠薬は欠かさず服用している

【矛盾を拡大する】きっかけを探す

　患者の話の中に，対立する認知は必ずあるものです。または，1つの認知があれば，それに対立する認知を推測することができます。患者の話の中に下に示す例のような話題が出てきたときは，【矛盾を拡大する】機会です。そして，なりたいと考えている姿を語ってもらう上で使える介入が［先を見据える］です。

　【矛盾を拡大する】の基本は，対立する認知を言葉で表現することです。現在の状況を否定する言葉（精神病体験や衝動性などがその人の健康や生活を脅かしているという言葉や，不快感・行き詰まり感を感じている体験を表現する言葉など）や将来のなりたい姿が表現されている言葉を探し，次いで，それに対立するような言葉がないかを探します。患者の言葉の中で対立するものがない場合は，その患者の体験であなたが知っている「対立しそうなこと」でもよいでしょう。それを患者が気づけるように，対話することが必要です。

　　　なりたいと考えている姿　　　⇔　　　否定的に認知されている
　　　（個人的な理想像や目標）　　　　　　　　　現実・実情

【矛盾を拡大する】例

　【矛盾を拡大する】には，対立する2つの認知を，接続詞でつなぐだけでできます。用いる接続詞は"and"という並列の接続詞（そして，また，もう一方で）であり，"but"という逆説の接続詞（しかし，けれども）ではありません。

　　　　　認知1　and　認知2

例1　「あなたは，一流パティシエのケーキを食べています。そして，理想的な体型をキープするにはカロリーの高いスイーツはよくないと考えています」

例2　「あなたは，煙草を吸っています。また，煙草を吸うと肺がんなどの呼吸器疾患になりやすいことをよくご存知です」

例3　「あなたは，余暇時間の多くを遊んで過ごしています。そして，看護師としてキャリアアップするためには勉強する時間が不可欠であると考えていますね」

例4　「あなたは，脂質異常症の薬をここ数日ずっと飲んでいませんね。そして，健康な生活を続けるためにお薬が欠かせないこともよくご存知ですね」

18 鍵となるスキル
矛盾を拡大する
Developing discrepancy

例5　「あなたは，精神科のお薬を飲み続けようとは考えていませんね。もう一方で，入院前の恐怖を2度と体験したくないと考えています」

例6　「あなたは，精神科のお薬を飲みたくないと考えています。もう一方で，落ち着いて暮らす上で薬は役立ちそうだとも考えています」

例7　「あなたは，精神科の薬に何1つメリットがないと考えています。そう考える一方で，快適な睡眠のために精神科のお薬にメリットがあることに気づいている，というわけですね」

認知的不協和に気づいたら必ず行動を変える……わけではありません

　認知的不協和が行動を変える動機となるためには，不協和をもたらす要素の重要性，その要素に対する自分自身の自信，不協和に関する報酬，という3点が重要です。

重要性

　不協和を引き起こしている2つの認知のうち，どちらかがその人にとって重要であるとみなされなければ，行動を変えようとは思いません。つまり，矛盾が無視できないほど，その人にとって重要であることが必要です。たとえば，服薬をしないで病状を悪化させてしまったことがある方に対しては，服薬をしなかったことによる現実がどのようなものであったのかを振り返ってもらうとよいでしょう。

例「もし今のままで変わらなかったら，どのような結果になるとお考えですか？」

自信

　不協和を減らしたくても，減らすための行動がどれくらいうまくいくのかの見通しやその行動をうまくできるという自信がなければ，行動を起こすことにためらってしまいます。普段から【リフレーミング】スキルを使っておきましょう。また，［実践的な問題の整理］をしておくことも役立ちます。

例「この成功を実現するために，役立ちそうな人や物にはどのようなものがありますか？」

報　酬

　不協和を減らす行動がどれくらいその人にとっての恩恵となるかを明確にしておかなければ，行動は変えられないでしょう。【反映的傾聴】のスキルを使って，服薬することがいかにその人の欲求充足にとって役立つのか，その欲求がいかにその人にとって重要なのか確認しておきましょう。

例 「状況がどのように変化すればよいと思われますか？」

　「あなたにとって大切なものはなんですか？」（ここで【反映的傾聴】のスキルが使えます。相手のもっとも重要なものを引き出して，「服薬のデメリットがある。その一方でお子さんにいつも愛情を注いであげたいと思っているのですね」と矛盾の拡大をさらに進めます）

【矛盾を拡大する】で，患者の抵抗を招かないために

　【矛盾を拡大する】にあたって，矛盾をついて患者の行動や思考を責めないようにします。つまり，「落ち着いて暮らす上で薬は役立ちそうだと考えているのに，どうして精神科のお薬を飲みたくないなんて言うの！」とは，絶対に言わないことです。看護師が強い口調で返すと，患者は間違いなく抵抗を示します。

　抵抗は，たとえば，「まだそんなにひどくない」とか「もともと変わろうという気持ちなんてない」「好きなことをして悪くなるんだったら本望だよ」といった言い回しで，変わることを先延ばしにしたり，変われないことの合理的な理由づけをして表現されます。

　【矛盾を拡大する】でもっとも重要なことは，単に「対立する認知がありますね」ということを伝えるだけで十分だということです。

18 鍵となるスキル
矛盾を拡大する
Developing discrepancy

【矛盾を拡大する】をしたあとに，してはいけないこと

　【矛盾を拡大】したあと，あなたはきっと「チャンスだ。理想に向けてもっと行動を起こさせるように押さなきゃ！」という正義感に満ちあふれるかもしれません。そして，「私は健康問題の専門家なんだから，あなたは私の助言を聞き入れるべきだ」と，次のような発言をしてしまいがちです。

- ❌「だったら頑張りましょうよ！」
- ❌「どうして変わろうとしないのですか？」
- ❌「なぜできないのですか？」
- ❌「いつまで先延ばしにするのですか？」
- ❌「そうしたいと思っているのに，ぜんぜんやっていることは違いますね」

　このような質問をされたら，相手はあれこれ理由をつけて，変化しないもっともらしい理由を考えてしまいます。「いいじゃないですか，僕のことなんだし」「別にそんなに悪いとは思ってませんから」などと返してくるでしょう。そして，あなたがさらに追い打ちをかける……という悪循環に陥るパターンです。これは患者の抵抗によるものです。

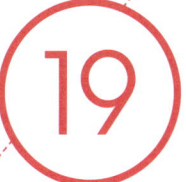

19 情報を交換する
鍵となるスキル
Exchanging information

> ▶ 解 説
>
> 患者がすでに知っている情報をまず尋ねます。次に、患者が知りたいと思っている情報を提供します。そして、その説明についての患者の理解を確認します。その上で、あなたが整理した内容を患者に返します。
> この4つのプロセスから構成されるスキルです。

　このスキルは「情報を提供する」ではなく「情報を交換する」という名前がついている点が重要です。情報の交換をするわけですから、まずは患者がすでに知っている疾患や薬物に関する情報を尋ねます。次に、患者が知りたいと思っている疾患や治療に関する情報を提供します。そして、その説明についての患者の理解を確認します。その上で、あなたが整理した内容を患者に返します。【情報を交換する】は、この4つのステップから構成されているスキルです。

【情報を交換する】のメリット

▶患者が正しく情報を理解したら、その情報は患者の意思決定に役に立ちます。

【情報を交換する】は順番が肝心!

　このスキルは、看護師から患者への一方的な情報の提供ではなく、患者と看護師とのあいだの双方向の情報のやり取りを指すものです。

　双方向の情報のやり取りは、まず、すでに知っている疾患や薬物療法に関する情報が何かを患者に尋ねることによって始まり（ステップ1）、その次にあなたからの情報提供を行います（ステップ2）。実は、この順序が大事で、看護師が先に情報提供を行ってしまうと、その情報によって患者が話す情報が更新されてしまったり、歪められてしまったりします。看護師が知りたい情報とは、患者が服薬したくないと考えたり、薬なんて必要がないと考えた根拠であり、患者からの情報提供、看護師からの情報提供という順序で情報の交換を行うことで、患者の服薬中断理由を知識面からつかむことができます。

19 鍵となるスキル
情報を交換する
Exchanging information

　そして忘れてはならないのが，あなたが提供した情報を患者がどのように理解したのか，その情報についてどのように考えたのか，どのような感情を抱いたのかを，確認することです（ステップ3）。

　最後に，この情報の交換のプロセスのポイントを要約して患者に返します（ステップ4）。ここで，あなたが行った要約が患者の薬物療法に関する意思決定に役立ちます。

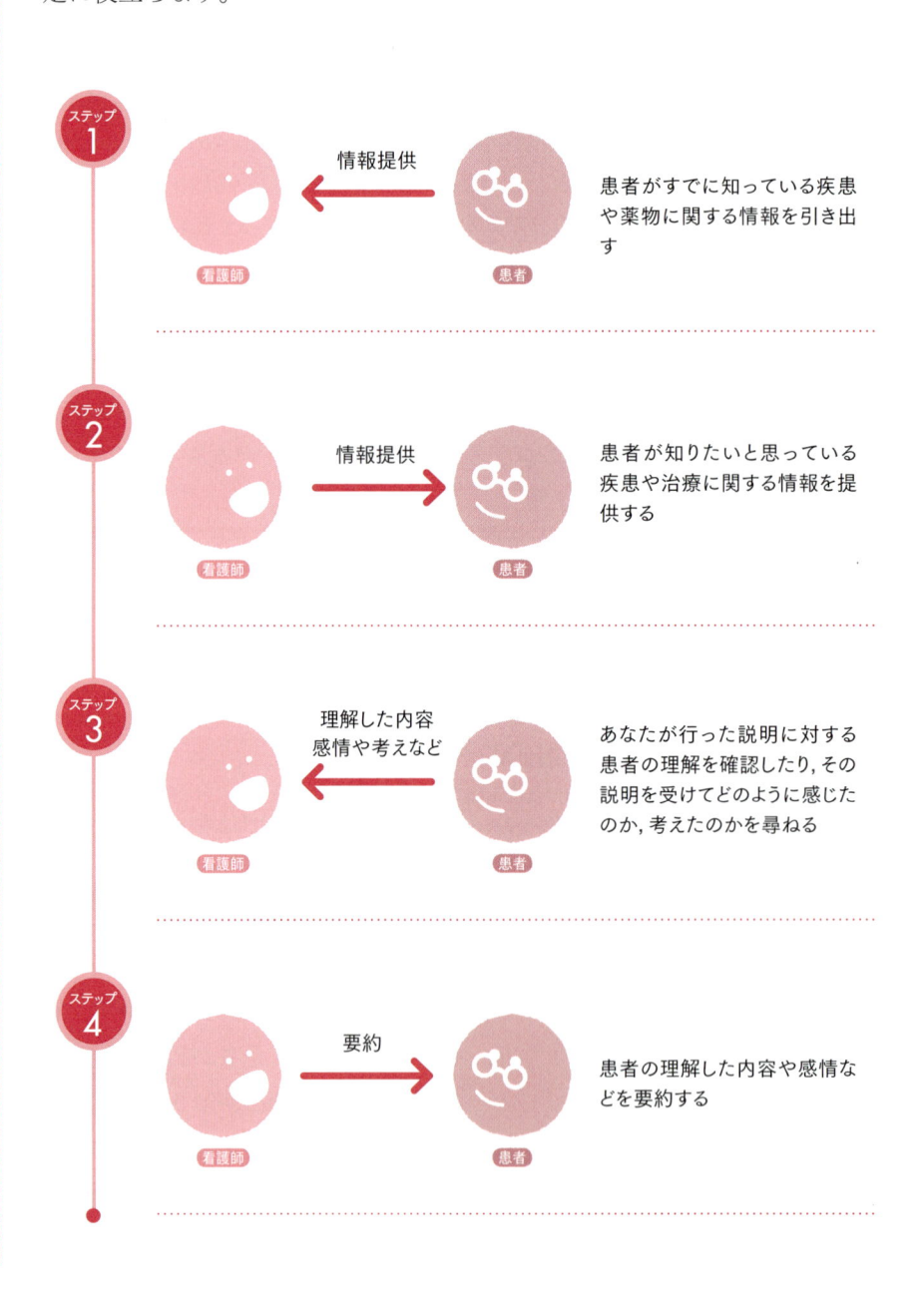

ステップ1　情報提供（患者→看護師）：患者がすでに知っている疾患や薬物に関する情報を引き出す

ステップ2　情報提供（看護師→患者）：患者が知りたいと思っている疾患や治療に関する情報を提供する

ステップ3　理解した内容・感情や考えなど（患者→看護師）：あなたが行った説明に対する患者の理解を確認したり，その説明を受けてどのように感じたのか，考えたのかを尋ねる

ステップ4　要約（看護師→患者）：患者の理解した内容や感情などを要約する

【情報を交換する】の例

看護師：副作用についてもっと知りたいと思っていらっしゃるようですね。

患者：自分の身体に入れるものですからね，知りたいと思っています。

看護師：あなたが飲んでいるお薬の副作用として，あなたがすでにご存知のことはどのようなことですか？

患者：ほとんどありません。以前退院したときに薬剤情報提供書という紙を1枚いただいただけで，説明は何も受けていませんし，その紙もよく読みませんでしたから。

看護師：そうでしたか。では，一般的に体験する可能性がある副作用について，あなたの体験をうかがいながら話し合いを始めましょう。あなたが飲んでいるお薬には○○という副作用を体験する人がいらっしゃいます。今の説明を聞きながら，どのようなことを考えていましたか？

患者：いくつか当てはまるものがありました。ですけど，あまり副作用が出ていないことに正直ほっとしています。でも，やっぱり心配なのは体重が増えることです。

看護師：あなたのお話を要約すると，お薬の副作用をこれまではとんど知らずにお薬を服用していて……体重が増えているということが気がかりである一方で，副作用をほとんど体験していないことに安心をしている，というわけですね。

患者：はい，そうですね。

看護師：では，体重の増加についてさらに具体的にお話をうかがいながら，その心配を解決する方法を話し合いましょう。

20 スケーリング・クエスチョン (得点化の問いかけ)

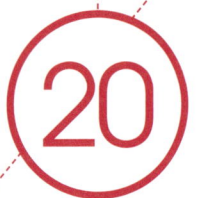

鍵となるスキル

Scaling question

▶ 解説

現在の状態を 0〜10 点や 0〜100％ など数字の尺度を用いて評価してもらうことです。
抽象的なものを，具体的な記述に結びつけることで，客観的に扱いやすくなります。
認知行動療法や解決志向ブリーフセラピーでもよく用いられます。

【スケーリング・クエスチョン (得点化の問いかけ)】のメリット

▶ 以前との差 (変化) を相手とともに検討することができます。
▶ 評価した数値を変化させるための方法やリソースを検討できます
▶ 患者の注意を，別の側面に向け変えることができます

【スケーリング・クエスチョン (得点化の問いかけ)】の例

例1「その考えについて，まったく正しいを 10 点，まったく違うを 0 点として何点ですか？」
例2「あなたの考える理想の親子関係像を 100％ として，今の状態は何％ですか？」
例3「あなたが _____ することはどれくらい重要だと考えていますか？」

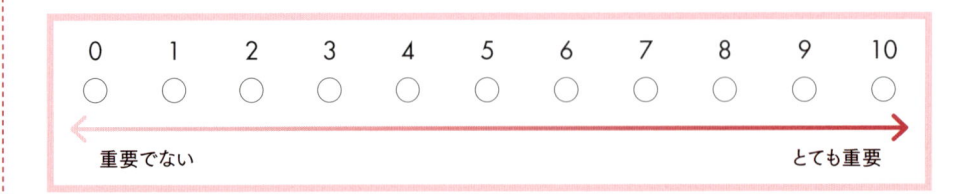

```
 0   1   2   3   4   5   6   7   8   9   10
 ○   ○   ○   ○   ○   ○   ○   ○   ○   ○   ○
 ←─────────────────────────────────────────→
 重要でない                              とても重要
```

　自信，重要度，満足度，確信度などの評価しにくいことをあえて得点化することがポイントです。

【スケーリング・クエスチョン（得点化の問いかけ）】の活用方法

1. 患者が評価した数値の大きさよりも，以前との差（変化）が重要です
   - 「以前は 7 点で，今回は 8 点です。点数が 1 点あがった理由としてあなたが考えているものはなんですか？」

2. 評価した数値を変化させるための方法やリソースを検討できます
   - 「8 点をさらに高めるために，何が変わればよいとお考えですか？」
   - 「それを助けてくれるものには，どのようなものがありますか？」

3. 患者の注意を別の側面に向け変えることができます
   - 「その考え（たとえば妄想）の正しさは 99％ですが，1％分の気がかりはどのような事柄ですか？」
   - 「あなたはご両親にかなりご立腹の様子でしたが，どうして 0 点ではないのですか？」

【スケーリング・クエスチョン（得点化の問いかけ）】を行う場合に注意すること

　スケーリング・クエスチョンでは，点数をつけることに緊張感をもつ人に対しては慎重に行う必要があります。特に，自分に自信をもてない人や医療者に対して不信感をもっている人は，極端に低い点数や高い点数をつけることがあります。このような場合，患者の非言語メッセージを詳細にアセスメントして対応するとよいでしょう。当初は意識していなかった課題がみつかるかもしれません。

　たとえば，無愛想な返答で明らかに「面倒だ」「そんなことを答えて何になる」というメッセージが見受けられたら，そのこと自体がアセスメントにつながります。話をいち早く終わらせたいという患者の意思表示である可能性が高いからです。そうしたときには，「話したくないという気持ちが届いている」ということを返答する方法が考えられます。

21 鍵となるスキル
ミラクル・クエスチョン（創造の問いかけ）
Miracle question

▶ 解説

患者自身がもっている価値観や希望，解決像を明らかにするためにあえて「奇跡が起きたら」という極端な問いかけを行います。
それによって，「できない」「やれない」という気持ちから解放したり，看護師自身が希望をもっていることを伝えます。

このスキルは，患者自身がもっている価値観や希望，解決像を明らかにするために行う問いかけです。解決像を明らかにするための対話を行うことで，「できない」「やれない」という気持ちから解放するように働きかけたり，看護師自身が希望をもっていることを暗に伝えたりします。

問題や困難に目が向いているとき，希望が見出しにくくなっているときに，前向きなイメージを引き出します。

○ 奇跡は近くにある

慢性疾患や原因不明の病と付き合うことになったら，将来の展望はなかなかもちにくいものです。自分の希望を明らかにすることも，できないものです。そんなときに，「あなたの希望はなんですか？」と聞いても答えてはくれないでしょう。

解決志向ブリーフセラピーといわれる臨床心理学の方法では，患者自身が解決像を描くことができるという立場に立って，あえて「奇跡が起きたら」という極端な方法で質問を展開します。【ミラクル・クエスチョン（創造の問いかけ）】には，いくつかの基本的な問いのスタイルがありますが，次の問いかけで考えてみましょう。

「もし，あなたが寝ているあいだに奇跡が起きて，あなたが抱える問題が解決しているとしたら，奇跡が起きた次の日はどんな1日になっていますか？」

この問いを発したときには，相手が「そんなの知らない」「奇跡なんて起きないよ」という反応をしたとしても，あなた自身が希望を抱いている雰囲気で，「ぜひイメージして話してほしい」と伝えてください。なぜなら，奇跡が起きるか起きないかを議論するためではなく，その人がイメージしている解決像を明らかにすることが重要だからです。そのため，奇跡が起きる可能性が極めて低くても，そのことを考えてもらいたいのです。

　また，奇跡について聞くときには，できるだけ具体的に，行動や経験で示してもらうことが大切です。たとえば「仕事がうまくいく」だったら，「あなた自身がその日に経験しそうなことで，『あぁ，うまくいっているなぁ』と思うような経験って，どんなものですか？」といった問いを発します。

　そんなとき，患者が明らかにする解決像は，おそらく，あなたが思いもよらなかったようなことかと思います。たとえば「朝，同僚に『おはよう』と言っている」「休日に山登りをしている」「友だちに連絡を取っている」などです。もしかしたら，その中には奇跡が起こらなくても明日から実現することも，あるでしょう。そのような「奇跡と思っていた」ことが現実に起きる──そんなストーリーを経験するきっかけになるかもしれないのが，【ミラクル・クエスチョン（創造の問いかけ）】です。

21 鍵となるスキル
ミラクル・クエスチョン（創造の問いかけ）
Miracle question

○「好き」「関心がある」を知るために用いることも可能

　解決志向ブリーフセラピーではあまり用いない方法ですが，以下のような質問が有効に機能することもあります。

「もし，あなたにお金と時間と行動範囲に制限がなかったら，どんなことをしたいですか？」

　このような質問をすると，実現がかなり難しいことを話す可能性が高いでしょう。もしかしたら，あなたのことをからかうような発言があるかもしれません。しかし，そこで話された内容は，間違いなく患者が関心をもっていることです。

　たとえば「ディズニーランドを貸し切る」と言ったとしたら，「ディズニーランドが好き」という要素と，「混雑が嫌い」「贅沢感，優越感を感じたい」という要素が組み合わさっている可能性が高いでしょう。その場合には，「ディズニーランドが好き」ということがわかり，さらにディズニーランドのもつ「非日常性が好き」とか，「パレードのような華やかさが好き」とか，患者のイメージする価値観の一端を知る可能性が出てきます。患者の価値観や関心が理解できたら，私たちはそれに対して適切に返答できるとよいでしょう。【反映的傾聴】のスキルを用いて意味を推測して返答することが，特に有効です。

　さらに，先の質問である「お金」「時間」「行動範囲」のうち制限があるのは，多くの場合はお金だけで，時間と行動範囲は調整をすることで作り出すことができます。それを直接に伝えるかはともかく，患者が「実現しないよね」と思って諦めていたことが実現しうると思えるような経験をすると，とても前向きになるでしょうし，私たちもケアの方向性を見出すことができるでしょう。

【ミラクル・クエスチョン】の例

- **看護師**：もしお金と時間と行動範囲の制限がなかったら，Aさんはどんなことがしたいですか？
- **患者**：えー！　…絶対実現しないけど，○○ホテルの飛天の間を貸し切って，盛大に生前葬をしたいわ。それで，いろんな人に来てもらって，弔辞を読んでもらうの。
- **看護師**：なるほど。それは素敵ですね。Aさんが好きなことを少し教えてもらいました。
- **患者**：へえー！　どんなことがわかったの？
- **看護師**：親しい人と会って話を聞くのが好きだということ，あと，華やかな場面が好きということですかね（笑顔）。
- **患者**：ふふ，そうね。特にYさんに会いたいわー。今度電話してみようかしら。
- **看護師**：あ，それはすごく素敵な第一歩ですね。

【ミラクル・クエスチョン】のあとで語ること

　【ミラクル・クエスチョン】を行って患者の解決像や価値観が見出されたら，それに対して共鳴したり，後押しをしてください。解決像が明らかになることで患者自身が変化する可能性が高くなりますが，変化のプロセスを知っている人がいることで患者の気持ちを前向きに保つことができるでしょう。

●文献

- アブラハム・H・マスロー（著）／上田吉一（訳）(1979)．完全なる人間─魂のめざすもの．誠信書房．
- ベンジャミン・J・サドック, バージニア・A・サドック（著）／井上令一, 四宮滋子（訳）：カプラン臨床精神医学テキスト　DSM-IV-TR 診断基準の臨床への応用．メディカル・サイエンス・インターナショナル, 2004．
- ダニエル・J・カーラット（著）／張賢徳, 池田健, 近藤伸一（訳）(2006)．精神科面接マニュアル, 第2版．メディカル・サイエンス・インターナショナル．
- デイヴィッド・G・キングトン, ダグラス・ターキングトン（著）／原田誠一（訳）(2002)．統合失調症の認知行動療法．日本評論社．
- 船川淳志 (2006)．ロジカルリスニング─「論理思考」と「聞く技術」の統合スキル．ダイヤモンド社．
- Gray R, Robson D (2005). Concordance Skills Manual, Version 2. King's College London.
- 濱田秀伯 (2009)．精神症候学, 第2版．弘文堂．
- 堀公俊 (2003)．問題解決ファシリテーター─「ファシリテーション能力」養成講座．東洋経済新報社．
- 井上和臣編著 (2004)．認知療法・西から東へ．星和書店．
- 木村晴 (2005)．抑制スタイルが抑制の逆説的効果の生起に及ぼす影響．教育心理学研究, 53, 230-240．
- L・マイケル・ホール（著）／橋本敦生（監訳）(2006)．NLP ハンドブック─神経言語プログラミングの基本と応用．春秋社．
- 岡田佳詠, 田島美幸, 中村聡美 (2008)．さあ！はじめよう─うつ病の集団認知行動療法．医学映像教育センター．
- ロバート・R・カーカフ（著）／日本産業カウンセラー協会（訳）(1992)．ヘルピングの心理学．講談社．
- ロジャー・フィッシャー, ダニエル・シャピロ（著）／印南一路（訳）(2006)．新ハーバード流交渉術─感情をポジティブに活用する．講談社．
- スティーブン・P・ロビンス（著）, 髙木晴夫（訳）(2009)．新版 組織行動のマネジメント─入門から実践へ．ダイヤモンド社．
- ウィリアム・R・ミラー, ステファン・ロルニック（著）／松島義博, 後藤恵（訳）(2007)．動機づけ面接─基礎・実践編．星和書店．

第 5 章

コンコーダンス・スキルを実践で活用するために

この章を開こうとしている人は，
コンコーダンス・スキルは活用する意義がありそうだと
感じているのではないかと思います。
第 5 章では，コンコーダンス・スキルを実践するための工夫を紹介します。

第 4 章で紹介したスキル（技術）は，皆さんが臨床場面で実際に活用してこそ，はじめて意味をもちます。ここまで読み進めてきたあなたは，おそらく以下のいずれかに当てはまるのではないでしょうか。

- コンコーダンス・スキルで重視する対話技術のいくつかを理解している
- 自分の職場で，コンコーダンス・スキルを活用する意義がありそうだと感じている
- スキル集を読んだだけでは，自分が実践できるという確信がもてない
- スキルとして紹介されていることが，机上の空論ではないかと疑問をもっている

　第 5 章では，コンコーダンス（調和）した関係を構築するために行動を進めていく上でのアイデアを，

臨床場面で
実践を始める前の工夫

臨床場面で
実践を始める直前から始めたばかりのころの工夫

臨床場面で
実践を継続するための工夫

の 3 段階に分けて紹介します。ここに示したアイデアは，皆さんの状況に応じてアレンジしたり，新たなアイデアを考えてみてください。

　また，もしも自分がうまく実践できていないと感じる場合の対処方法として"壁"に当たった場合のヒントも紹介しています。第 1 章・第 2 章で紹介したコンコーダンスの考え方（理念・概念）をときどき読み返して，さまざまな工夫をしながら実践にチャレンジしてください。

臨床場面で 実践を始める前の工夫

1 研修会・勉強会に参加する

　スキルを実践するためには，スキルそのものをまず学んで，身に付けることが大切です。研修会や勉強会に参加すると，スキルアップが期待できます。また，本を読んだだけでは伝わりにくい具体的なイメージも描きやすくなります。同時に，院内・院外で同じ関心をもっている人たちと交流するきっかけを得ることもできます。研修会・勉強会への参加は，次のようなときに有効です。

- スキルアップのための練習をしたいとき
- 同じような関心をもつ人の存在を確かめたいとき
- 病院内で，自分が関心をもっていることを示したいとき

　コンコーダンス・スキルに関する研修会や勉強会は，インターネットや看護系団体の広報などで見つけることができるでしょう。ここで，研修会で行うスキルアップのための練習をいくつか紹介します。筆者がかかわる研修会では，これらの練習を導入で使うことがあります。研修会のイメージをつかむばかりでなく，コンコーダンス・スキルの理解を深めるためにも，ぜひ仲間や同僚と一緒に練習をしてみてください。

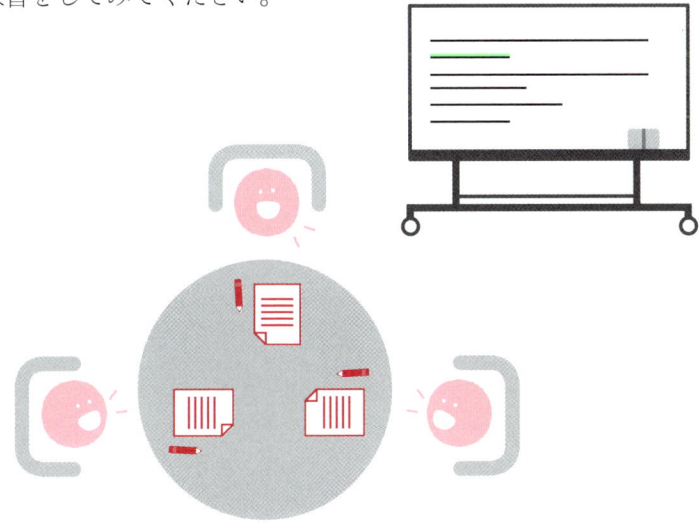

練習1 【オープン・クエスチョン】と【クローズド・クエスチョン】を使い分ける

　【オープン・クエスチョン（開いた質問）】とは，「はい」「いいえ」以外の答え方ができる質問の仕方です。たとえば「あなたの好きな食べ物はなんですか？」などです。

　【クローズド・クエスチョン（閉じた質問）】は，「はい」「いいえ」などの限定された答えを促す質問です。ときには，質問というよりも，確認のために使うこともあります。たとえば「今日はいい天気ですね？」とか，「退院しても薬は飲み続けますよね？」などです。

　さらに，私たちはときどき【クローズド・クエスチョン（閉じた質問）】を，自分の意思表示として使うこともあります。たとえば，「もちろん薬の飲み忘れはないですよね？」などです。この方法は，質問の形をとっていますが，意図が明確なので，患者が看護師から言われたら「はい…」と答えるしかなくなってしまいます。患者が心の中では「いいえ」と答えたい場合には，その気持ちを追い詰め，対立関係が生じやすくなります。すなわち，コンコーダンスの考え方からは，はずれたものとなってしまいます。

　では，このような【クローズド・クエスチョン（閉じた質問）】を【オープン・クエスチョン（開いた質問）】にするには，どうしたらよいでしょうか。練習してみてください。

Q　オープン・クエスチョンにしてみましょう。

1. 「今日もお変わりないですね？」

2. 「前回，外来受診をしなかったせいで薬が切れて困ったのですから，今後は忘れずに外来に来ますよね？」

3. 「薬の副作用で困ってないですか？」

練習 2 　**相手の発言を言い換える（リフレーミング），またはそのまま返答する**

　相手の話を聞いているとき，ただ単に「はい」「わかりました」と言うより相手の発言を整理して返答することで，耳を傾けているという態度を表明できます。

　相手の発言を整理して返答する場合には，

- 相手の言葉をそのまま返答する
- 相手の発言に言い換えをする

という2つの方法があります。そして，それぞれが適切な場面があります。

　そのまま返答することが適切な場面は，相手の発言を後押しして「この人は自分の話を理解している」と相手に思ってもらうことが必要な場面です。

　一方，言い換えをしたほうがよい場面は，相手が自分自身や周囲を否定的に捉えている場合です。特にコンコーダンス・スキルで重要なのは，患者自身が自分を否定的に捉えている場面での言い換えです。【リフレーミング】のスキルが該当します。

　ポイントは，①「自分自身を否定している」場合には「否定したくなるような行動（経験）をしたことに落ち込んでいる」という言い換えをして，自分自身の否定ではなく，経験と感情の問題に分離すること（感情・認知のリフレーミング），②経験や行動のマイナス面に着目しているときには，それらにプラスの意味づけをすること（行動・経験のリフレーミング），です。

Q　この発言を聞いたら，どのように返答しますか？

1. 「昼の薬，忘れずに飲もうとしていたんですよ。でも，週1回くらいなんですけど，職場の上司に誘われて昼食を外で食べるときがあるんです。そういうときは，薬をもたないで外に出るんです。で，結局会社に戻ってからも飲み忘れて。そういう日って，家に帰ってから「薬忘れた！」って気づいて落ち込むんです。私，本当にダメ人間ですよね」

2. 「この前に看護師さんに宣言した，毎日運動をするっていうの，やっぱりできませんでした。始めて10日間は，ずっと10分以上の運動をしていたんですけれど，3日前に，ちょっと疲れててやらなかったら，夫に『運動やめたのか！』って怒られちゃって。で，夫婦げんかですよ。もう，それでこの3日間，運動をやってないんです」

練習 3 対立の火種に対処する

　患者が"壁"にぶつかるときがあります。そのつらさを，私たち看護師に投げかけてくることがあります。協調して何かに取り組んでいて，うまく進まないときには，患者とあなたが対立関係になりかけることがあります。そうした対立の火種が見えたときには，コンコーダンスをめざす患者とのかかわりの中では，むしろ積極的に対立の火種にかかわるとよいでしょう。

　具体的な対応としては，「でも」「しかし」などの言葉で返すのではなく，相手が考えている意図や感情に焦点を当てることが適切です。なぜなら，「でも」や「しかし」といった言葉は相手の発言を否定するニュアンスを与えるために，対立関係を深めてしまう危険性があるからです。

　「でも」「しかし」の言葉を使わずに応答する具体的な方法には，①患者の自己決定や責任感を尊重する，②話題を前の段階に戻したり患者の意図や感情に寄り添う，③話題になっている行動に対する患者の考えを探る，④事実を受け入れつつ感情のリフレーミングをする，などがあります。

> **Q** 「でも」「しかし」などを使わずに返答するとしたら，どのように答えますか？
>
> 1. 「もうやめですよ！　だって，あなたの言うことを信じて，思いきって『正直言って今の薬は，○○の副作用が心配なんです』って先生に言ったのに，先生に『私の出す薬が信じられないの?!』って言われて，こっちが謝ることになったんですよ。結局，薬も変えてもらえなかったし。こんなんだったら，最初からあなたの言うことを信じなきゃよかったですよ!!」
>
> 2. 「○○さん(あなたの名前)と一緒に，運動して体重減らそうって言って，がんばってみたけれどさー。でも結局，体重もあんまり減ってないし，最近は「がんばれ」って言われるだけだし。なんかもう，○○さんと一緒に運動するの，前向きになれないんだよね」

A

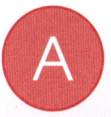

練習 1-1 「今日もお変わりないですね？」には，患者の具合が悪くない状態であってほしいという願望が反映されています。この質問は患者の全般的な体調を尋ねるものなので，別な言い方をするならば「昨日までと比べて具合の悪いところはありませんか？」，または「今日はどんな具合ですか？」といった探求の姿勢を示す質問にすると，オープン・クエスチョンとなります。

練習 1-2 Qの声かけは，「忘れずに外来に来て下さいね」という指導の意図をもった発言になっています。コンコーダンスをめざしてかかわる場合は，「外来受診についての患者の考え」について問うことになります。たとえば「前回の外来受診の前後にはどんなことを考えていましたか？」と過去の考えを問うか，「外来受診をすることについてどのようにお考えですか？」と現在の考えを問うとよいです。

練習 1-3 Qにある問いかけでは，患者が薬の副作用を知らない場合には答えられません。そこで，標準化した質問（116ページ参照）を使い，可能性のある副作用をあげて「～などに困っていませんか」と尋ねると，患者は答えやすくなります。

練習 2-1 患者の発言から，飲み忘れの頻度は週1回くらいであると予想できます。薬を飲み忘れないようにしたいという意思も感じられます。これらの点を適切に話題にすることで，患者の考えを後押しすることができます。たとえば，「昼の薬を飲み忘れないようにしたいとお考えなのですね」「その日のうちに薬の飲み忘れに気づいているんですね」「多くの日は，忘れずに薬を飲んでいるんですね」などの返答ができます。

練習 2-2 「始めて 10 日間は，ずっと 10 分以上の運動をしていたのですね」と，そのまま返答することで，発言を後押しするとよいでしょう。

練習 3-1 患者の発言にはいくつか対立する点がみられますが，患者は自分で医師に話すことを決断し実行している点に焦点を当てると，「自分の考えを話すことができたのですね。ただ，医師を信頼していないように思われ，あなたが期待していた処方の変更にはならなかったのですね」と要約してから，「そのようなことがあると，自分の行ったことに疑問をもってしまいますよね」と相手の気持ちを代弁するとよいでしょう。

練習 3-2 患者の発言では，運動して成果が出ないことが，一緒に運動することへの前向きさへと，すり替わっています。そこで，「なるほど，前向きになれないと感じているのですね。では，あなたは『運動すること』をどのようにお考えですか」と，まずは話題の中心的なテーマについての患者の考えを探っていきます。

　コンコーダンス・スキルの研修会や勉強会に参加したら，ぜひ積極的に演習に参加してください。練習 1〜3 のような演習では，題材になっている場面での自分の意図や感情をイメージしながら答えを考えると臨場感が増します。また，グループワークでは，積極的に周囲の参加者と意見交換をするとよいでしょう。

　練習 1〜3 のような演習を行うと，対話での答えは 1 つではないことに気づくはずです。かかわる際の目的や患者のアセスメントによって優先される言葉も変わります。ですから，研修会の講師が話した答えをそのまま書き写すだけでは不十分で，臨床に戻って同じことを話しても効果があがるとは限りません。それゆえに，場面に応じて練習することが大切なのです！

2 あなたが敬意を払う看護師の かかわりを観察する

　あなたが敬意を払う看護師のかかわりを観察してみてください。おそらくその看護師は，患者や周囲の人とうまく調和（コンコーダンス）しているのではないでしょうか。その看護師のかかわる様子を観察すると，コンコーダンスのための秘訣を発見することができるかもしれません。また，コンコーダンス・スキルを学んだ上で観察をすると，それまで見過ごしていたことも発見できるようになります。

　素敵だと思うかかわりを目にしたら，その中に，本書に書かれているスキルが含まれていないかを考えてみてください。そこから，スキルをどのように使うと効果的なのかを考えてみるとよいでしょう。

　私たちがお勧めする振り返りの方法は，第3章で示したような対話の記録や，例Aに示すようなプロセスレコードを用いた記録です。プロセスレコードでは，中央に「感じたり考えたりしたこと」の欄があるため，観察対象となった看護師から意図を聞いて，行動とのかかわりを学ぶこともできます。

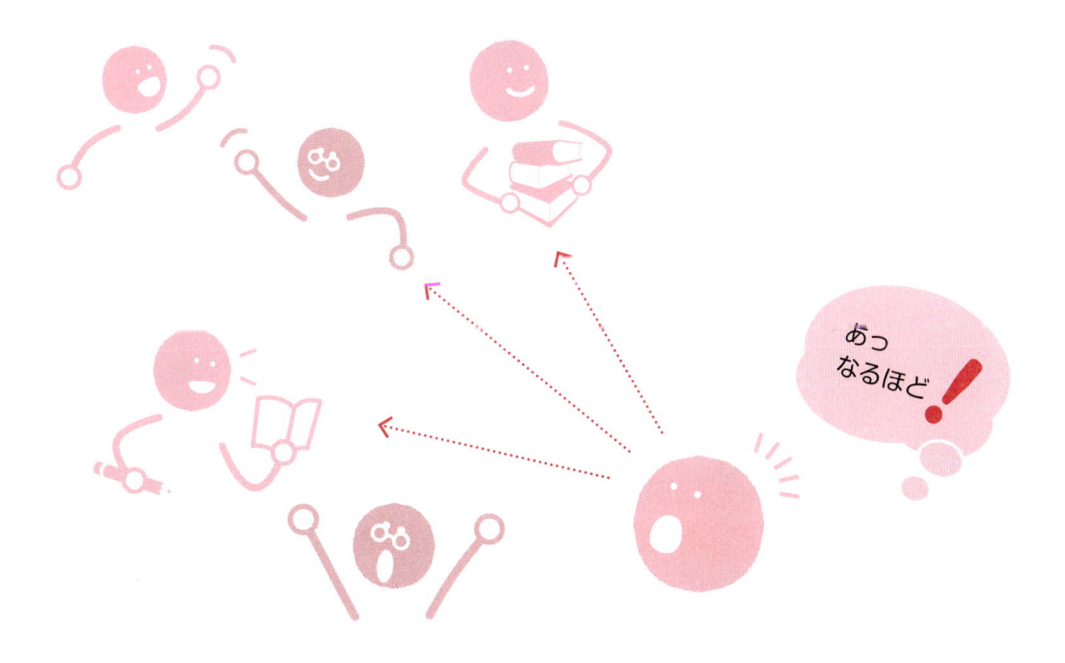

例A プロセスレコードを用いた振り返り (73ページの例をもとに)

患者の概況:
Cさんは40歳代後半の男性で営業職です。1年半前のある夜中に居酒屋で意識消失を経験し、救急センターでTIA（一過性脳虚血発作）の疑いと診断されました。その1カ月後には病院へ1度通院したものの、それからは通院せずに過ごしていました。このたび、再び居酒屋で意識消失を経験し、同じ救急センターへ搬送されました。同様の症状であることからTIAと診断され、翌日に受け持ち看護師がCさんと経験を振り返ることにしました。

この場面を記載する理由（動機）:
前回の入院から今回の入院までの経験を振り返るための支援を看護師が行った。看護師のかかわりを整理して、効果的な言葉かけができるように活かしたい。

患者の発言や行動：見たり聞いたりしたこと	看護師の理解：そのときに考えたり感じたりしたこと	看護師の発言や行動：行動や発言したこと	事後洞察：(この紙を書きながら)あとから考えたこと
	①入院までの生活上の困難を聞いてみたいなぁ。	②よかったら、前にお会いしたときから今日までのこと、少し教えていただけないでしょうか？	②について：「よかったら」と前置きしているので、優しい印象になったのではないか。
③えっ、看護師さん、やさしい顔で怖いこと言いますねぇ。私の生活知ったら、きっと怒りますよ。	④抵抗というほどではないが、話すことに前向きではない。患者の困難を積極的に明らかにして話しやすくしよう。	⑤いえいえ、Cさんもお仕事やご家庭があるでしょうから、健康のための生活に専念することも難しいと思うのです。実際の経験を知れば、何か力になれることもあるかもしれません。	⑤について：追い詰めないように、患者にありそうな困難を代弁し、支援する姿勢を示している。コンプリメントや【コラボレーション】のスキルを活用している。
⑥わかりました。2回目ですしね。どこから話しはじめたらいいですかね？前回の入院からですか？	⑦話すことに前向きになってよかった。前回の入院からがよいだろう。	⑧そうですね、お願いします。前回の入院はいつごろでしたっけ？	⑦〜⑧について：話すことに前向きになったことを評価している。
⑨あれは去年の3月ですよ。営業成績で全国3位になって表彰されたんです。そのお祝いを会社で開いてもらって、その2次会だったんですよ。いやー飲みすぎましたね。だから最初は飲みすぎて倒れたと思われたんです。	⑩話がちょっと長いから要約は「なるほど」と少しくらいにしておこう。続きを引き出したい。	⑪なるほど、お祝いの席のあとだったのですね。きっとCさんもまわりの方も驚いたでしょうね。その後このセンターに搬送されて、翌日には退院するわけですね。そのあと、このことではどんなことがあったんですか？	⑪について：話の流れを切らずに「要約」するために、「お祝いの席のあと」と短くまとめている。
⑫退院のときに、「脳梗塞のリスクがあって、病気みたいなものだから」って言われて、その場で1カ月後の受診の予約をしました。	⑬「病気みたいなもの」と言われていたんだなぁ。ほかになんと言われていたか、本人なりの考えを聞いてみよう。	⑭なるほど。退院の前に医師や看護師と話したこととか、退院のときに予定していたことを教えていただけませんか？	⑬〜⑭について：⑫の「言われて」を受けて、「退院のときに予定していたこと」と聞くことで、本人の行動への意思を聞こうとしている。
⑮血液検査の結果を見せられて、「コレステロールが高いから、気をつけてください」って言われました。…			

> 他の人の対話を観察する場合には、この欄は本人に聞くことになります。あとで時間を取ってもらって、対話の意図や考えを聞いてみてください。

> この例では考察欄を自己洞察に用いていますが、あなたが観察して感じたことは、ここに書くとよいでしょう。

3 自分の生活で実際に活用する

　覚えたての【スキル】や［介入］を患者に対してすぐに使うのは，あまりお勧めのできる方法ではありません。

　そこで，コンコーダンス・スキルで用いている各【スキル】や［介入］を，日常生活の中で活用してみてはどうでしょうか。ちょうど，新しいレシピを知ったときに，大事な人に料理を作る前に練習して試食するように。

　たとえば，以下のような活用の方法があると思います。

- あなた自身が取り組んでいることの状況を整理したいとき
  ➡ ［コンコーダンス・アセスメント］
- 取り組みたいことや取り組んでいることの問題点を解決するアイデアを必要としているとき
  ➡ ［実践的問題の整理］
- 過去の経験に対して感情の整理がついていないとき
  ➡ ［振り返り］
- 行動に対して相反する感情がありそうなとき
  ➡ ［両価性の探求］
- あることに対する強い思い込みがありそうなとき
  ➡ ［信念と懸念についての会話］
- あなた自身が将来に向けた夢や希望を明らかにしたいとき
  ➡ ［先を見据える］

　テーマは身近なほうが扱いやすいと思います。行動の例としては，運動習慣，子どもの歯磨き，ダイエット，勉強，友だちに連絡をとることなどが候補になるでしょう。感情や信念が発生しやすいことの例としては，自分が好き（嫌い）な場所やキャラクター，自分が過去に経験したうれしい（悲しい）出来事，などが候補になります。

　例Bに，練習用のワークシートを示しますので，ぜひやってみてください。

例B　コンコーダンス・スキルを活用した介入を自分自身に対して行うワークシート（両価性の探求）

　私たちが行う行動のほとんどには，行うことで得られること（利益）と，失うこと（不利益）があります。そこで，ある1つの行動をイメージして，その際に，その行動を起こす場合の利益（あるいは期待）と，不利益（あるいは心配）をあげてみましょう。

　実は，私たちが普段とっている（とっていない）行動には，さまざまな段階があります。

- やろうかなと思っているが，やらないでいること
- やろうと思って始めてみるが，長続きしないでやめてしまうこと
- やろうと思って始めて，今でも続いていること

などです。

　ここでは，あなた自身の行動のうち，「両価性」を実感していそうなことをテーマにします。あなたにとって快適ではない話題を扱うので，あなた自身が元気だったり，快適に過ごせそうなときに，行うようにしてください。

Step 1　あなた自身が日常生活で「やれたらよいと思うけれどもやらないでいること」または「続けたいと思うけれど長続きしないこと」，「始めていて，続いていること」を，思いつく限りたくさんあげてください。

Step 2 Step1 であげた行動のうち，1つを選んでください。ただし，考えるだけでつらくなってしまうことよりも，誰かと話してもよいと思えるテーマを選んでください。

なお，ここで「禁煙すること」などのような「○○（この場合は，喫煙）をしないこと」をあげている場合には，練習のために「○○（喫煙）をしたくなったときに何かをすること」と置き換えてください。

Step 3 Step2 で選んだ行動について，まず，その行動をすることの不利益を思いつく限りあげてください。左の欄に，とにかく多く書いてください。たとえば，明確な不利益だけでなく，心理的なデメリットや，「〜かもしれない」という心配も含めて，とにかく多く書いてください。まだ，右の欄には書かないでください。

	不利益・心配なこと	利益・期待できること
行動をする（習慣がつく）		

Step 4 ― Step3では書かなかった右側の欄に,その行動をすることのメリットを思いつく範囲であげてください。ここでも,心理的なメリットや波及効果への期待を含めて,とにかく多く書いてください。

Step 5 ― Step3,Step4で書いたことをもう1度確かめてください。特に,あなた自身の考えをきちんと示しているかを確かめてください。あなた自身の考えが不足なく,または嘘や大げさでもなく,表現されているかを整理してください。

　例えば,以下のようなことを整理して下さい。
- 本当は「心配」なことなのに,「〜になる」と断言している場合は,「〜ではないかと心配」という形に書き足してください。
- 感情の表現がある場合,もしその感情表現になんらかの前提条件が付いている場合には,それを書き足してください。(例:「悲しい」→「始めて3日でやめることになったら,悲しい」)
- 書かれていることに不足や大げさな表現がないかを探してください。

　ここでは,行動するかしないかの態度表明をするためにこの整理をするわけではありません。両側を見比べて,あなたの考えが表現されてスッキリしているかを自分に問いかけてください。スッキリしていたら,それでこの練習は終わりです。もし,スッキリしていない場合は,言葉にしきれない何かがまだあるかもしれません。現時点では,言葉にしきれない何か,気づかないふりをしている何かがあるようだということを,今回の成果としてください。

　なお,さらに続けたい場合は,以下の空欄に,行動をしないことの利益・不利益をあげて,同様に整理してみてください。

	利益・期待できること	不利益・心配なこと
行動をしない (習慣をつけない)		

臨床場面で 実践を始める直前から 始めたばかりのころの工夫

1 ケースカンファレンス・事例研究に活用する

　ケースカンファレンスや事例研究を行うと，あなた自身のかかわりをほかの看護師に見てもらうきっかけになります。

　たとえばケースカンファレンスでは，プロセスレコードとコンコーダンス・スキルのワークシートを使って場面を振り返れば，患者と対話した内容が明らかになります。そこから，あなた自身が次に行う行動や，支援や介入を行っているときのあなたのかかわりの特徴が見つかるかもしれません。

　事例研究に活用する場合には，第3章で紹介した［介入］を活用するとよいでしょう。看護師が治療的な意図をもって面接を行ったことを明記するためにも，「服薬について面接した」とだけ書くよりは「患者自身の服薬に対する考えを明らかにするために両価性の探求を行った」と書くほうが，看護の方向性が明確に表現できて読み手に伝わりやすい研究になります。

　また，研究やケースカンファレンスで扱うと決めると，「紙に書く」ことにあなた自身が前向きになれるかもしれません。通常の臨床活動では，あまり自分自身のかかわりを紙には書くことはないため，自分のかかわりを振り返るきっかけはなかなかないものです。料理人が自分で作った料理を味見するように，私たち看護師も自分のかかわりを振り返って次に活かせるとよいとでしょう。

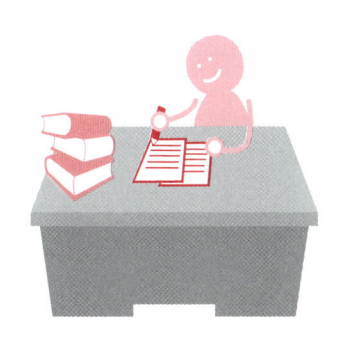

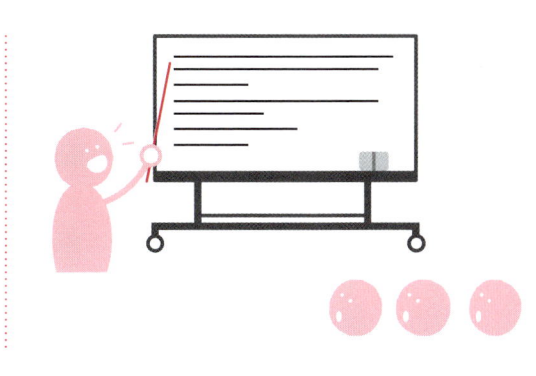

2 同僚と一緒に取り組む

　新しいことに前向きに取り組むとき，1人で取り組み続けるには大きなエネルギーを必要とします。そこで，あなたと仲のよい人，あなたと考えの近い人と一緒に取り組んでみてはどうでしょうか。

　患者の価値観やライフスタイルを尊重したかかわりをあなたがしようとしても，あなた自身が周囲と調和していない状態でかかわると，あなたのメッセージは患者に伝わりにくいはずです。また，患者とあなたがかかわった内容を理解してくれる人がいると，あなたも患者も，自分たちが後押しされているという実感をもって対話を進めることができるでしょう。あなた自身が信頼できる仕事仲間と一緒に取り組み，あなた自身のエネルギーが途切れないように心がけることはとても大切です。仲のよい同僚を通じて，あなたのかかわりを支援してもらったり，第三者的な立場から情報をもらってください。

　もう1つ，仲間を通じて常に確認をしたいことがあります。同僚や仕事仲間を通じて，あなたが患者のほうを向いてスキルを活用しているかについてです。コンコーダンス・スキルはとても有益な対話技術ですが，誤った使い方をすると，実践者の"自慢の道具"になりかねません。「自分は対話技術があるんだ」ということを主張するためにスキルを使うようになってしまうと，患者の回復さえもがあなたの"自慢の道具"になってしまいます。患者の回復は喜ばしいことですし，成果をアピールしてもよいことですが，目的を間違えていないか，ときどき仲間を通じて振り返るとよいでしょう。

　また，あなたが仲間の取り組みを応援することになったなら，仲間がやる気を維持できるように働きかけてください。「問題が起こったら困る」と多くの人は考えがちで，新しいことを始めるには勇気がいるものです。あなたの同僚がコンコーダンス・スキルを学んだり実践したりするときにも，患者とその同僚だけでなく，あなたも調和（コンコーダンス）した関係を心がけて働きかけてください。

3 看護計画に取り入れ，かかわりを記録に残す

　受け持ち患者とかかわるときに，コンコーダンスの考え方を取り入れた看護計画を立案してみてください。看護計画に取り入れれば，病棟や所属チームでその計画を共有することになります。

　たとえば，NANDA-I の看護診断ラベル「ノンコンプライアンス」が看護問題としてあがっている患者への看護計画では，コンコーダンス・スキルの「鍵となる介入」の枠組みを利用すると次のようなことが考えられます。

- 患者自身が服薬について抱いている考え（副作用への恐れも含む）を知る
  ➡ ［コンコーダンス・アセスメント］
- 患者が服薬する上で困難を感じていることに対しての工夫を話し合う
  ➡ ［実践的問題の整理］
- 患者が病気や治療にかかわってきた経験を整理しながら聞く
  ➡ ［振り返り］
- 患者の服薬に対しての相反する考えを明らかにする
  ➡ ［両価性の探求］
- 患者が服薬について抱いている強い信念について話し合う
  ➡ ［信念と懸念についての会話］
- 患者がこれからの人生で希望していることに目を向けるように対話する
  ➡ ［先を見据える］

　看護計画にあげたかかわりは，通常の看護記録や，ときにはプロセスレコードに残していくことができます。あなたが患者の価値観やライフスタイルを尊重しながらかかわるプロセスを記録し，周囲の人や患者自身からぜひフィードバックをもらってください。

臨床場面で 実践を継続するための工夫

1 病院内，地域などでクラブ活動をする

　同じことに関心をもっている仲間がいると知ったら，病院内や地域でのクラブ活動としての展開をぜひ考えてみてください。1人で行動をしても組織全体に変化を起こすことは難しいと思いますが，2人で行動すると何かのきっかけが生まれ，3人以上で行動すると劇的な変化が起きることがあります。

　勉強会という名前でもいいし，クラブという名前でもいいです。そこでは，患者との普段のかかわりを前向きに振り返ったり，自分たちの工夫を考えたり，ときには仲間同士で飲みに行くのもよいでしょう。クラブがあることの意義は，仲間を感じられて，自分の重視する価値観を共有できることです。ぜひ，クラブ活動にしてみてください。

　コンコーダンスのクラブ活動として行うことは，

- コンコーダンス・スキルに関する雑談
- ロールプレイなど，1人ではできない演習
- コンコーダンスをめざしてかかわった場面の振り返り
- 複数の病棟・病院・組織などにまたがった意見交換
- 懇親会（飲み会？）
- 学会，研究会，研修会などの情報交換や報告会

などが考えられます。そしてときどきは，その活動を筆者らにも教えてください。筆者ら自身が，コンコーダンス・スキルを活用するみなさんとのかかわりを望んでおり，大歓迎しています。

2 研修を企画する，研究を発表する

　研修を企画したり，研究発表をすることも，あなたの実践によい影響を与えます。自分の考えや実践を伝える準備を通じて，あなた自身の実践が整理されていく可能性が高いからです。

　研修の企画や研究発表であなた自身が成長するためには，準備を入念に行うこと，自分自身に対して謙虚な姿勢でいることが必須です。適切な準備をしないままに研修や研究発表を行うと，「役目で回ってきたから仕方なくやっています，実は私もコンコーダンス・スキルのことをよく知りません」とか，「準備の時間がなくて大した講義はできないので，聞き流してください」と言ってしまうかもしれません。これでは，貴重な時間を割いて来場された人に対して失礼です。

　第6章では研修のことにも触れています。あなたがもっている時間と情熱に合わせて，研修会や研究活動にも取り組んでみてください。自分が情熱をもっていることが研修として後輩や同僚に受け入れられたり，患者と一緒に話したことを研究として発表できたりしたら，とても素敵なことだと思いませんか。

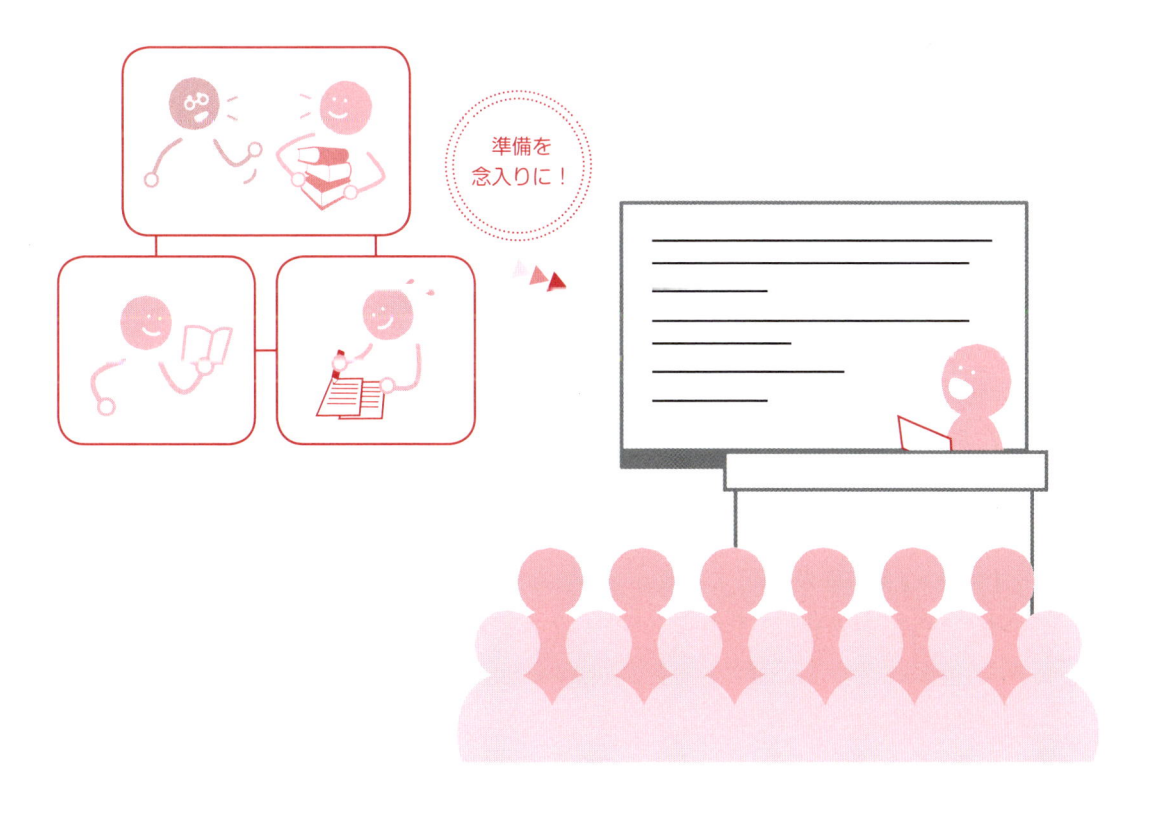

準備を念入りに！

"壁"に当たった場合のヒント！

　新しいことを始めるときには，いろいろな"壁"に当たる可能性があります。もし，自分の実践を振り返って"壁"に当たっていると感じたら，以下に紹介する工夫をしてみるとよいでしょう。

ヒント1　【スキル】の実践のために犠牲になっていることはないかを確認する

ヒント2　周囲の人と調和することを考慮する

ヒント3　コンコーダンスの理念を忘れていないか確認する

ヒント4　あなたの信頼がおける人に話してみる

ヒント5　ユーモアや身体を使ったアクティビティを積極的に活用する

ヒント1　【スキル】の実践のために犠牲になっていることはないかを確認する

　あなたが，スキルを実践するために犠牲にしていることはないでしょうか。犠牲は，あなた自身に生じる場合もありますし，患者に生じる場合，看護チームのほかのメンバーに生じる場合もあるでしょう。

　たとえば，紙に書くことを熱心に行うあまりに，患者の顔を見ないで話をしていませんか。今日はある【スキル】を使おう，ある［介入］をしようを思うあまりに，窮屈なケアをしていませんか。

　【スキル】は一種の「型」のようなものなので，使いはじめのころはぎこちないものかもしれません。しかし，ぎこちないままに行うと，相手にはうまく届かないものです。もし，【スキル】を実践するために患者とのかかわりの重要な何かが犠牲になっているなら，この第5章で紹介している練習が必要かもしれ

ません。あるいは，【スキル】の実践にがんばりすぎて，あなたの通常業務やプライベートな時間が犠牲になっていたら，それらとのバランスに配慮できるかを考えてみてください。あなたの行動があなた自身の価値観やライフスタイルと一致することで，患者とのかかわりはより豊かなものになるでしょう。

ヒント 2　周囲の人と調和することを考慮する

あなたの行動は，周囲の人と適切なかかわりをもって進んでいるでしょうか。あなたの行動が周囲の人と調和しにくい関係になっている場合には，それを調和させる工夫はないか考えてみてください。

あなたが行っているかかわりがほかの看護師や上司から咎められた場合には，それらの人の思っていることを推し量ってみてください。たとえば，「自分が目立ちたいから新しいことをしているだけだ」「ほかの看護師が実践できないことを行うと，ケアの質にばらつきが出てしまう」と思われている可能性はありませんか。

周囲の人と調和することを探るときには，まず，あなた自身に悪意がないことを示すのが重要です。たとえば，周囲の看護師から「目立ちたいからだ」という目で見られてしまった場合には，［介入］よりも【スキル】を優先して行うようにするとよいでしょう。［介入］は時間を必要とするために通常業務を圧迫しやすいのですが，個別の【スキル】は通常の看護業務での患者とのかかわりの中で活用できます。普段の対話で意識的に【スキル】を使うと，充実したかかわりができます。上司や同僚の見方が変わるのに合わせて，少しずつ自分のかかわりを充実させていくとよいでしょう。あなたが患者とのかかわりで輝いていれば，そのことに気づく人は必ずいます。焦らずに，まず自分のかかわりを深めてください。

ヒント 3　コンコーダンスの理念を忘れていないか確認する

「患者に薬を飲ませよう」「介入の結果を出そう」「看護研究発表会に間に合わせよう」などの"邪念"でかかわっていませんか？　コンコーダンスの理念を忘れてかかわると，本末転倒です。コンコーダンスの理念を忘れていないか，

常に確認をしましょう。

　歌手やスポーツ選手は，自分のベストを尽くすことに専念することが観客をもっとも喜ばせることにつながりやすいものです。一方，コンコーダンスをめざすかかわりでは，患者の状況と価値観やライフスタイルなどに合わせることが重要ですから，私たち看護師が考える最善の治療を紹介すればよいというものではありません。逆に，看護師の考えた枠組みに患者をはめることになってしまうと，不調和が生じかねません。患者の状況を知り，その強みや希望に目を向けることで，自然と前向きさが醸成されるのではないかと思います。

　また，患者の考えや希望を尊重しようとするあまりに，自己責任を強調しすぎて安心できる居場所を奪うことになっていないか，希望を重視しすぎて現在の自分に自信をなくして自分らしさを感じられなくなっていないか，患者の心のありように沿ったアセスメントが必要です。

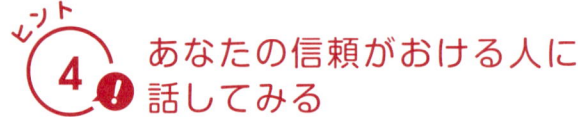

ヒント4　あなたの信頼がおける人に話してみる

　苦労しているとき，"壁"に当たっているとき，自分ではなかなか解決の糸口が見つからないものです。そんなときは，あなたの信頼がおける人，あなたの状況をわかってくれる人に相談するとよいでしょう。

　家族や友人など，仕事仲間ではない人からも示唆や共鳴を得られるかもしれません。大学の教員のような専門的な立場の人は，中立的な立場で語ってくれるかもしれません。職場の上司や専門看護師などの，異なる立場の人に話してみると，違った立場からの話に目を開かされるかもしれません。あるいは，別の組織・職場で同様の活動をしている人と話すと，共感を得られやすいかもしれません。

　患者の価値観やライフスタイルを尊重し，その上で患者のよりよい人生を応援したいと考えているあなた。そのあなたが信頼をしている人もきっと，あなたの価値観や判断を尊重してくれることでしょう。必ずや，あなたが困っていることを整理する助けになったり，前向きになるためのきっかけになることでしょう。また，悩むこと自体に意味があるのだという実感もできるかもしれません。

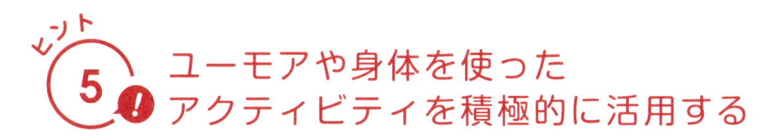

ヒント5 ユーモアや身体を使ったアクティビティを積極的に活用する

　コンコーダンス・スキルでは，【スキル】にも［介入］にもユーモアを扱っていません。しかし，ユーモアは人と人とのかかわりに温かさをもたらしてくれます。ときどきユーモアを扱うことで，あなたのかかわりには広がりや緩急がつくようになります。それに，どうせ協調するのなら，苦労や困難だけを一緒に扱うのではなく，楽しさや喜びや笑顔を共有するほうが，お互いの人生は潤いのあるものになるでしょう。笑いにはいくつかの種類がありますが，ユーモアは人を傷つけたり見下したりせずに微笑みを与えるものだと思います。

　また，ユーモアと同じくらい，身体を使った活動（アクティビティ）を活用するのもよいでしょう。本書で扱うコンコーダンス・スキルは言葉でかかわる技法を中心に紹介していますが，身体で感じることの意味を否定するものではありません。患者が安心感を得られるのは，誰かの温かな手が触れることかもしれません。患者とあなたが一体感を得られるのは，柔らかなボールを投げ合うことかもしれません。患者の心が活発になるには，体を動かすことがきっかけになるかもしれません。

　あなたが今直面している事例でも，ユーモアや身体活動などを通じたメッセージが有効に働くかもしれません。患者が直面しているのは医療に対する信頼や副作用への不安ではなく，実は生活の喜びを忘れていることが一番の問題であるのかもしれないのですから。

● 文献

- アルフォンス・デーケン（1995）．ユーモアは老いと死の妙薬．講談社．
- アルフォンス・デーケン（2003）．よく生き よく笑い よき死と出会う．新潮社．
- 白澤政和（2009）．ストレングスモデルのケアマネジメント．ミネルヴァ書房．
- 吉田 哲（1998）．臨地実習ケーススタディ．看護の科学社．

6

第6章

コンコーダンス・スキルを組織で活用するために

第6章は，自分1人がコンコーダンス・スキルを使うだけではなく，部署ごと，病棟ごと，病院ごとといった，組織としてコンコーダンス・スキルを活用することに関心がある人に向けたものです。コンコーダンスの理念や技法が広まっていくための工夫を紹介します。

筆者は，看護師を対象にした研修会や講演でワークショップを多く行ってきました。そこで心がけているのは，研修会を単なる"イベント"にしないようにということです。研修会で目を輝せて話を聞いても，臨床に戻ったときにそれが実際に活かされなければあまり意味がありません。最悪の場合，研修会で素敵な経験をしたことで，自分の職場ではかえって虐げられてしまうこともあるかもしれません。筆者はこのような状態を，ちょっと極端な表現で「舞踏会帰りのシンデレラ状態」と呼んでいます。

　舞踏会（研修会）で輝いているなら，その輝きを普段の暮らしにも活かせるようになったほうがよいはずです。でも，「舞踏会」の存在を知らない人や「舞踏会」に出られる人を快く思わない人がいるかもしれません。また，参加者自身が「舞踏会」と実生活は別物だと思ってしまうこともあるでしょう。ある新しい風が職場の組織で心地よく吹くようになるまでには，さまざまな工夫が必要です。第6章では，コンコーダンス・スキルがスムーズに職場や組織に受け入れられるための工夫を紹介します。

研修を企画する前に……
まず先に考えたほうがよいこと

　筆者は，理念やスキルに前向きな意味づけをすることが，ただ単に研修を行う以上に重要なことと考えています。なぜなら，研修や学習活動は知識を付与する目的が強いため，受講者のやる気を引き出したり技術を高めたりするための工夫がないと，なかなか効果があがらないことが多いからです。

　チームで何かを始めるときには，ただ知識を付与するだけではあまり意味がありません。その知識をきっかけにして，医療者1人ひとりが主体的に専門性を伸ばしていけるような工夫が必要です。研修は知識を獲得するための一般的な方法で，技術を習得する効果も期待できます。しかし，その知識や技術が実際に活かされなければ，医療者の研修としては不十分です。（p20 図1-4 参照）

　筆者は，病院などの組織で研修を行う場合には，研修の前後に研修実施者以外から伝わるメッセージが非常に重要だと考えています。そこで，研修を実施する前に，以下のようなことを考えるとよいでしょう。

- その研修（活動）で組織に伝えたいメッセージは何か
- そのメッセージが職員の心に響くためにはどんな工夫が必要か
- 研修（活動）に出られない職員にはどんな工夫が必要か
- 研修（活動）に出たくない職員にはどんな工夫が必要か
- 研修（活動）の効果を知る方法を準備する必要があるか

その研修（活動）で組織に伝えたいメッセージは何か

　研修を行う際，その活動が組織にどのように受け入れられるとよいかを考えてください。たとえば，コンコーダンス・スキルの研修会を病院の教育担当者が企画する場合には，以下のようなメッセージが考えられます。

　㋐ 職員の対話技術を高め，患者と病院によりよい成果をもたらす
　㋑ 職員が患者に接する際の考え方に影響を与える
　㋒ 職員が対応困難と感じている患者・場面に対応できるようにする
　㋓ とにかくなんだか新しいことをする
　㋔ 病院（や，企画している教育担当者）の評価を高める

　㋐と㋑と㋒では，職員が受けるメッセージは大きく違うものになるでしょう。㋐は管理的な印象ですが，後ろ向きな職員も参加しそうなメッセージです。一方，㋒は職員の考えに近づこうという意図がありますが，自分に自信がある職員は参加したいとは思わないでしょう。また，㋓や㋔の場合には職員1人ひとりにとってのメリットがわかりにくいため，研修が前向きに受け入れられるかは未知数です。場合によっては，反発を受けるかもしれません。

　筆者は，医療や福祉の社会的責任を引き受けているという誇りを喚起すること，その誇りに基づいて仕事をすればなんらかの成果や報酬があるはずだということを話すようにしています。ただし，研修の告知メッセージにそれを込めると，「当たり前だ」「きれいごとだ」という批判を浴びやすくなるので，告知の段階では入れないようにしています。むしろ，「仕事がしやすくなる」「困難な場面に対応できるようになる」などの実感しやすいことをメッセージとしてあげるようにしています。

そのメッセージが職員の心に響くためには
どんな工夫が必要か

　メッセージを届けようとしている職員1人ひとりの声にまずは耳を傾ける必要があります。職員が医療を提供している際の気持ちは，よくも悪くも，利用者に大きな影響を与えます。もし，職員が「何をやってもうまくいかない」「自分ではどうにもできないことが多い」など，あきらめを感じているようであれば，期待をもたせすぎない程度に紹介をして，演習や楽しさ重視の研修プログラムにするといいでしょう。

　一方で，「通常の研修はマンネリだ」「うちの職員はレベルが低い」など，職員が職場環境に対して不満をもっている場合は，告知の段階で期待を抱かせるように，それまでの研修告知とは異なる方法をとるとよいでしょう。たとえば，研修の告知が通常はモノクロの定型化されたものであればカラーの告知にする，吹き出しを使ってコメントをつけ足すといった工夫ができます。

　また，研修プログラムにかかわるさまざまな人の協力を取り付けることも重要です。たとえば看護師長を対象にする場合，その依頼がスムーズに運ぶように院長や看護部長に会うことも，工夫の1つです。このような行動を「根回し」と呼んで眉をひそめる人もいるかもしれませんが，あなたの取り組みに邪念がないのなら，自信をもって立場のある人の協力を得てほしいと思います。

　もしもあなたが責任のある役職に就いているのなら，あなたがメッセージを伝えようとしている人たちの中に，そのメッセージを積極的に受け取ってくれる協力者をつくるとよいでしょう。1人で行動するよりは，2人以上で行動するほうが安心で，どうせ行動するなら異なる立場の人とかかわったほうがメッセージに広がりが出るでしょう。

研修（活動）に出られない職員には
どんな工夫が必要か

　病院や介護施設のような医療・福祉の現場では常に患者や利用者がいるために，すべての職員が研修に出られるわけではありません。筆者が目にしたいくつかの職場では，研修に出た職員が参加できなかった職員に遠慮してわざと「たいしたことのない研修だったよ」と話していました。これでは研修の価値が，不当に下げられてしまいます。

そこで，研修に出られなかった職員にも，メッセージを届ける工夫をすることが大切です。たとえば，研修に出た職員から参加していない職員に伝えてほしいことを印刷して渡したり，研修に出られなかった職員向けの主催者からのお知らせを準備するなどです。

魅力的な研修を企画すればするほど，研修に出られない職員のことを考慮する必要が生じます。研修に出られなかった職員の満足度も高まるようなアイデアをぜひ盛り込みたいものです。

研修（活動）に出たくない職員にはどんな工夫が必要か

規模が大きい組織では，研修に出たくない職員もいることでしょう。そのような場合には，研修に参加したくない理由を明らかにするとよいと思います。ちなみに，筆者がある病院で聞いた「研修に出たくない理由」では，以下のことが多いようです。

- サービス残業はしたくない
- すでに知っている内容だから
- 業務に関係がないと思うから

これらの理由が明確になったら，それを払拭できる対策をとるとよいでしょう。たとえばサービス残業にはならない時間に開催する，業務との関連を明確にした告知を行うなどの対策が効果をあげます。

また，研修（活動）責任者の役割と立場を明確にすることも重要です。研修を受けることが意味をもつような人材評価制度を取り入れることも検討するとよいでしょう。

なお，職員の中には，組織や企画者に対する不満の表明として「研修に参加したくない」と話す場合があります。そのような場合には，組織や企画者に対する不満の解消が先決となるでしょう。

研修（活動）の効果を知る方法を準備する必要があるか

研修（活動）の効果をはかるためには，大きく①満足度，②知識や技術，③行動や態度，④行動の成果の4つのレベルで考えることがよいとされていま

表 6-1 人材育成の評価の方法と実施割合

評価したいこと	評価に必要な情報	情報を集める方法	実施率の目安*
①研修参加者の満足度	・研修目的に合った内容か ・内容の難易度は適切か ・教え方や教材は適切か ・場所や時間など研修環境は適切か	・参加者アンケート ・参加者にヒアリング ・講師アンケート ・講師にヒアリング	77.2%
②研修で得られた知識や技術	・研修内容の理解は得られたか ・知識や技術の習得度はどうか	・参加者アンケート ・参加者にヒアリング ・講師による評価レポート ・確認テストやレポート	22.3%
③研修内容の活用度（行動や態度）	・どのように行動が変化したか ・職務に活かしているか	・後日のフォローアンケート ・参加者や上司にヒアリング ・行動変化の観察	12.0%
④利用者・事業所への貢献度（行動の成果）	・利用者にどんな貢献をしたか ・事業所にどんな貢献をしたか	・後日のフォローアンケート ・参加者や上司にヒアリング ・業績の確認	6.6%

*産業能率大学 HRD システム開発センター（2000）．第 2 回「人的資源開発における戦略的投資とその評価・効果測定」に関する基礎調査．をもとに作表

す 表6-1 。研修（活動）の効果測定は①の満足度を調査するだけの場合が多いようですが，組織内での人材育成プログラムが明確であれば，その方針に合わせた評価方法を導入することも可能です。また，効果測定のアンケートやヒアリングでは，回答する職員の負担感を軽減するために回答時間が短くて済むものを用意するなどの工夫や，回答時間の確保も必要です。

とはいえ，研修（活動）の効果測定は，必ずすべきというものではありません。研修（活動）の参加者によい影響を与えることが重要で，効果測定を目的にしてしまわないように注意する必要があります。

研修を企画する

コンコーダンス・スキルを職場の多くの人が活用できるように研修を行う際，ロールプレイやデモンストレーションなどの多様な方法を用いるとよいで

しょう。また，職場でコンコーダンス・スキルが使えるようになるには，研修以外の工夫も必要になります。

研修の構成を組み立てる

「研修を通じて職場に伝えたいメッセージ（目的）」を具体的な方法にすることで，研修の構成を組み立てることができます。
研修計画を立てる際のポイントは，以下の通りです。
- 研修を通じて参加者に獲得してほしいこと
- どんな経験をすると，それが獲得されやすいか
- どのくらいの時間をかける必要があるか，または時間をかけられるか

ここで重要なことは，実際にかけられる現実的な研修の時間と，到達目標を明確にしておくことです。なぜなら，少ない時間しかとれないにもかかわらず，あれもこれもすべてを詰め込もうとすると，「時間がないので詳しくお話はできないが，現状は問題だらけである」といった批判的な叱咤激励（？）になってしまいがちです。少ない時間しかとれないことは，受講者の責任ではありません。研修時間の範囲で達成感をもてる，現実的な方法を考える必要があります。そして，時間が明らかに足りない場合には，1回の研修にとどまらない長

表6-2　病院Aでのコンコーダンス・スキル研修会

回数（時間）	主な内容
1回目（90分）	コンコーダンスの概念と全体像
2回目（90分）	その領域の治療に関連した講義，スキルの演習
3回目（90分）	スキルを実際に行ってみる
4回目（1日：6時間）	鍵となる介入の紹介
5回目（90分）	まとめ，補足の研修
その後	自主的な勉強会の開催

表6-3　病院Bが中心になったコンコーダンス・スキル研修会

回数（時間）	主な内容
1回目（3時間）	コンコーダンスの概念と全体像，基礎的スキルの一部
2回目（3時間）	その領域の治療に関連した講義，プロセススキルの一部
3回目（3時間）	鍵となる介入（1）［先を見据える］など
4回目（3時間）	鍵となる介入（2）［実践的問題の整理］など
その後	自主的な勉強会の開催

期的な計画を立てる必要があります。

　例として，筆者が行ったコンコーダンス・スキルの研修プログラムの時間表を2つ紹介します 表6-2 表6-3。2例とも，およそ12時間の研修を行いました。病院Aの場合は，職場内で90分程度の研修を3週間ごとに実践し，4回目のみ1日研修としました。この際，研修への参加は会議や委員会への出席と同様の扱い（業務扱い）として行われました。

　なお，研修を企画する際には問題提起が重要です。コンコーダンス・スキルの研修においても，問題提起が適切になされると参加者や組織全体の取り組みはより強力なものになるでしょう。問題を4つに分けて整理するとよいと思います。

1. **つくる問題（自発的）** ➡ 将来を見据えて前向きに取り組みたいこと
   - 例 こういう医療（看護）を実現させたいと思うことで生まれる課題
   - 例 将来の医療や患者のあり方をイメージすることで生まれる課題
2. **ふせぐ問題（予防的）** ➡ 将来に起こりそうなことを予測し，予防すべきこと
   - 例 インシデントやアクシデントにはなっていないが，改善可能な業務
   - 例 多くの医療者・看護師が不安と感じている場面
3. **さがす問題（潜在的）** ➡ すでに起こっているが，表面化していないこと
   - 例 患者が困っているのに，多くの医療者・看護師には問題として捉えられずに放置されていること
   - 例 記録や報告にあらわれないが，実際には多くの医療者・看護師ができていない技術
4. **みえる問題（顕在的）** ➡ すでに起こっており，表面化していること
   - 例 インシデントやアクシデントのレポート分析
   - 例 利用者からの要望（苦情や深刻な相談）

　これらの問題をもとに，参加者が共感しそうな研修のテーマを作るとよいでしょう。それを全体のスローガンとして掲げ，具体的な取り組みを考えることになります。

研修で行う具体的な取り組みを考える

　職員のスキルアップに効果的な研修方法には，「講義」「討議」「研究」「ロール

プレイ」「ゲーム」「見学」「実習」などがあります。

1. **講義** ➡ 講師が受講生になんらかの知識や技術を話して伝えること
   例 コンコーダンスの概念を講義する
2. **討議** ➡ ある1つのテーマに沿って数人で話し合うこと
   例 「退院してからも薬は飲み続けますよね？」という発言を【オープン・クエスチョン（開いた質問）】にするとどんな発言になるかを，数人で話し合う（166ページからの練習1〜3は討議に活用できます）
3. **研究** ➡ ある場面や事象について，深く掘り下げること
   例 前回の研修から今回の研修までにコンコーダンス・スキルを使って面接した相手とのやりとりを掘り下げる
4. **ロールプレイ** ➡ 場面設定や事例を提示して演じてもらう
   例 患者役，医療者役になってもらい，服薬中断後の面談場面を演じる
5. **ゲーム** ➡ 研修テーマに関連した，遊びをする
   例 【クローズド・クエスチョン（閉じた質問）】だけを使って正解を探るクイズをする，患者の処方をいくつか具体的に提示して薬の種類で色分けする（睡眠薬は白，整腸剤は緑など）
6. **見学** ➡ 指導者のかかわり方を見学する
   例 実際にコンコーダンス・スキルを用いた指導者の面接を観察する
7. **実習** ➡ 指導者がいる状況で実際の臨床場面に臨む
   例 指導者がいる状況でコンコーダンス・スキルを用いた面接をする

　講義や実習だけではなく，さまざまな方法を用いることで研修に対する参加者の意欲を維持することができます。なお，学生に向けた研修の場合は，学生自身が臨床的な経験が少ないために研究やロールプレイでは話が深まりにくいかもしれません。そのため，ゲーム性の高い活動や見学

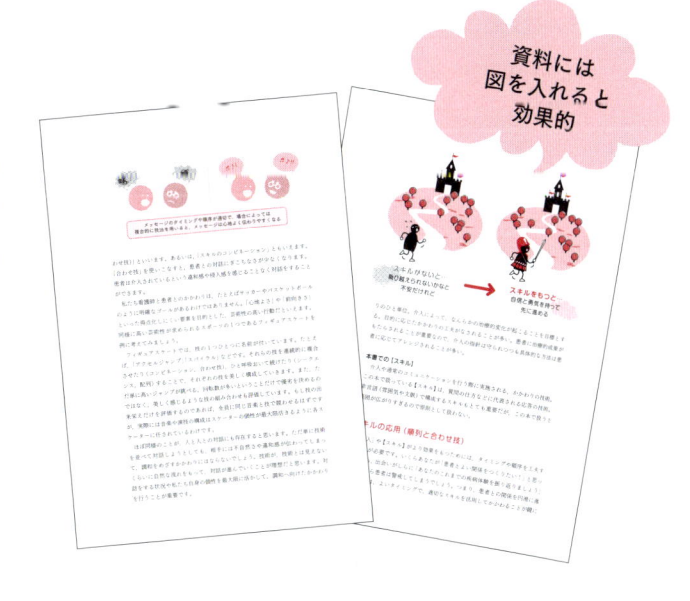

資料には図を入れると効果的

を多く入れるほうが有効です。

また，研修では，ウォーミングアップとなる活動を取り入れることや，講義に例を入れること，資料には図を入れることなどが効果的です。

研修の前後でも取り組めるような工夫を考える

研修の多くは，一般的に日常業務から少し離れた環境で行われます。そのため，日常業務を通じてコンコーダンス・スキルを活用できるように支援することも必要となるでしょう。

日常業務を通して，上司（先輩）が部下（後輩）を指導する研修活動のことをOJT（オン・ザ・ジョブ・トレーニング）といいます。日常業務の訓練として効果的な方法で，「教える」「見習わせる」「経験させる」「動機づける」などの方法があります。具体的には，以下の方法が代表的です。

- 打ち合わせの際に，コンコーダンス・スキルの話題をする（教える）
- 服薬指導や退院支援が予定されている患者を受け持ちにする（経験させる）
- 受け持った患者とのかかわりの前に介入について話し合う（教える）
- 職場で自分がかかわった内容を丁寧に記録し，同僚が閲覧できるようにする（見習わせる）
- ケースカンファレンスの際に取り組みを評価する（動機づける）
- 報告を受けたときに実践を評価する（動機づける）
- 研究会やクラブ活動に誘う（動機づける）

また，集合研修や個別指導といった方法以外にも，身近な環境を整備することも有効です。たとえば，職員の自主的な自己啓発活動に対して，費用や時間，場所などの援助を行うことは有効な研修支援活動となります。また，広報紙などの紙面による情報提供も研修支援活動の一環と捉えることができます。すなわち，

- 自主勉強会への場所の提供，業務認定
- 専門図書やビデオなどの貸し出し，購入
- 職員向け広報紙の定期発行
- 外部の研修受講や活動に対する時間や費用の援助
- 組織外の有能な人材を院内研修に招待する支援

などです。

コンコーダンスの理念や研修の成果を見直す

　研修（活動）を企画することはやりがいのあることなので，つい没頭しがちです。ひと段落したときに，ぜひコンコーダンスの理念や研修の成果を見直してください。コンコーダンスの理念が忘れられていないかを確認することは，単なるコミュニケーション・スキルの演習にならないために重要です。

　また，研修の成果では，ぜひ，あなた自身に起きた変化を，利益も不利益もともに整理してください。自分自身の勉強や準備のために多くのお金や時間を使ったかもしれませんし，研修によい顔をしない人が近くにいて嫌な思いをしたかもしれませんね。一方で，達成感を得たかもしれません。組織内で評価されて新しい仕事を任された人や，研修を通じて自分と同じような理念をもつ仲間と出会えた人がいるかもしれません。そんな変化を整理してみて，それ以降のあなたとコンコーダンス・スキル，あなたと組織とのかかわりの整理に役立てみてください。応援しています！

●文献

・平松陽一（2006）．教育研修の効果測定と評価の仕方．日興企画．
・Kirkpatrick DL (1975). Techniques for evaluating training programs. In "Evaluating Training Programs", Alexandria, VA : American Society for Training and Development.
・産業能率大学ＨＲＤシステム開発センター（2000）．第2回「人的資源開発における戦略的投資とその評価・効果測定」に関する基礎調査．

付録

付録では，それぞれの［介入］で活用できる面接用紙（テンプレート）を紹介します。この用紙を使うとよい理由や留意点は第2章で，それぞれの［介入］の解説は第3章で取り上げています。

面接用紙（テンプレート）

----

1 コンコーダンス・アセスメント[※]

2 実践的問題の整理

3 振り返り

4 両価性の探求

5 信念と懸念についての会話

6 先を見据える

[※]面接用紙1では統合失調症患者向けの［コンコーダンス・アセスメント］を提示しています。これは，もともとコンコーダンス・スキルが統合失調症患者の服薬支援を目的に作成されているためです。他の疾患の患者に対して［コンコーダンス・アセスメント］を行う際には，薬に伴う副作用や，薬を飲むことに関する特徴的な信念・懸念は，異なる可能性が高いことを留意ください。

面接用紙 1 ［コンコーダンス・アセスメント］

患者氏名 _____

看護師氏名 _____ 実施日 _____

● 薬を手にするまでのこと ●

医師から処方された薬で現在服用しているものは何ですか？

薬の名前	用量	用法・頻度	薬を服用している期間

医師から処方された以外の薬，たとえばサプリメントや薬局で購入した薬などを服用していますか？

あなたはどのように薬を手に入れていますか？
（家族や訪問看護師のデリバリーがあるか，自分で院内外から受け取っているか）

あなたは，誰から処方を受けていますか？

あなたが処方を受けて薬を手に入れることについて，何か問題はありませんか？
（たとえば，長期の旅行，医師との約束，処方箋をもらう際の経済的問題など）

● **アドヒアランス（薬を飲むことに対する積極性）** ●

薬を飲むことを忘れたり，自分には薬なんていらないと考えたり，副作用が不快で処方された通りに薬を飲まないことは多くの人々に見られる一般的なことです。あなたが処方を受けている薬を，あなたが服用することについてどのようにお考えですか？

薬を服用することを忘れてしまうといった問題はありますか？

あなたが薬を服用することを忘れてしまわないようにするための何か特別の方法はありますか？
（たとえば，日記やカレンダー，誰かが必ず教えてくれるなど）

あなたは1週間のうちで何回くらい服用のし忘れをしますか？

● **副作用** ●

これまでにあなたは薬の副作用の可能性について誰かから説明を受けたことはありますか？

1. はい　　　　☐

2. いいえ　　　☐　　　（どちらかに☑をします）

あなたの薬から生じる可能性のある副作用についての情報を教えてください。

薬を飲み始めると好ましくない副作用が出てくる人もいますが，あなたは飲んでいる薬から副作用を経験したことがありますか？　敏感な方は次にあげるような副作用を経験します。
（副作用を説明します）

[
　
　
　
　
　
]

これまでにあなたはどのように副作用に対処してきましたか？

[
　
　
　
　
　
]

あなたが答えた副作用で，ここ最近不快に感じた程度でランキングしてみてください。

かなり不快な副作用
↑
↓
不快の少ない副作用

● **薬を飲むための心の準備（レディネス尺度）** ●

今回の病に対して薬を飲むことについて，どれくらい心の準備ができていますか？

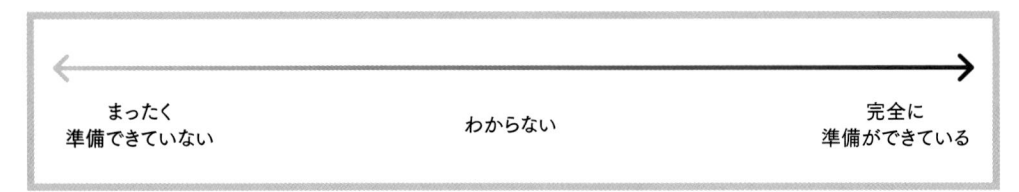

←　　　　　　　　　　　　　　　　　　　　　　　　　　→
まったく　　　　　　　　　わからない　　　　　　　　　完全に
準備できていない　　　　　　　　　　　　　　　　準備ができている

● **服薬の"重要性"の認識(重要度尺度)** ●

今回の病に対して薬を飲むことは,あなたにとってどれくらい重要ですか?

0	1	2	3	4	5	6	7	8	9	10
○	○	○	○	○	○	○	○	○	○	○

重要でない　　　　　　　　　　　　　　　　　　　　とても重要

あなたはどうしてその点数にしたのですか?

[　　　　　　　　　　　　　　　　　　　　　　　　　]

薬を飲むことがもっと重要になるためには何が変わればよいでしょうか?

[　　　　　　　　　　　　　　　　　　　　　　　　　]

● **服薬を継続する"自信"(自信尺度)** ●

あなたは,今回の病に対して薬を飲むこと(服薬を忘れたりしないこと)をどれくらい確実にできそうですか?

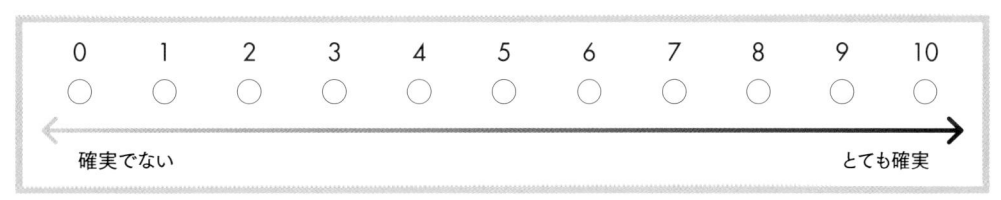

0	1	2	3	4	5	6	7	8	9	10
○	○	○	○	○	○	○	○	○	○	○

確実でない　　　　　　　　　　　　　　　　　　　　とても確実

あなたはどうしてその点数にしたのですか?

[　　　　　　　　　　　　　　　　　　　　　　　　　]

薬を飲むことがもっと確実になるためには何が変わればよいでしょうか?

[　　　　　　　　　　　　　　　　　　　　　　　　　]

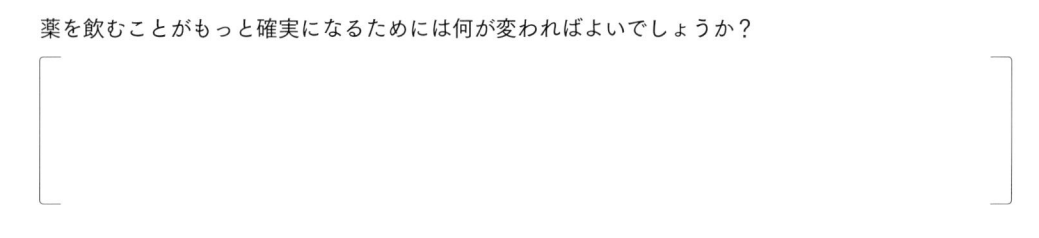

● 薬物療法に対する"満足度"(満足度尺度) ●

あなたは，あなたが受けている薬物療法に対してどれくらい満足していますか？

```
    0    1    2    3    4    5    6    7    8    9    10
    ○    ○    ○    ○    ○    ○    ○    ○    ○    ○    ○
  ←
  満足でない                                           とても満足
```

あなたはどうしてその点数にしたのですか？

[   ]

薬物療法についての満足度が高くなるためには何が変わればよいでしょうか？

[   ]

● 薬に対する考え（信念）や心配事（懸念）●

以下は，あなたが飲んでいる薬について一般的に考えられているような内容の記述です。あなたは賛成しますか？ それとも反対しますか？

もしも調子や気分がよくなれば，
薬は必要がない

○　　○　　○
賛成　反対　どちらでもない

コメント：
[   ]

薬を飲んでも飲まなくても
変化はない

○　　○　　○
賛成　反対　どちらでもない

コメント：
[   ]

他人から飲むように圧力
（プレッシャー）を受けたので
薬を飲んだだけ

○ 賛成　　○ 反対　　○ どちらでもない

コメント：

薬を飲むといつも好ましくない
影響（不快な副作用）が現れる

○ 賛成　　○ 反対　　○ どちらでもない

コメント：

薬を飲んでいれば，周囲の人と
よりよい関係になれる

○ 賛成　　○ 反対　　○ どちらでもない

コメント：

薬でコントロールされているため，
私の心や身体は自然な状態ではない

○ 賛成　　○ 反対　　○ どちらでもない

コメント：

薬を飲み続けていれば，
心の消耗を予防することができる

○ 賛成　　○ 反対　　○ どちらでもない

コメント：

今服用している薬について，そのほかの考えや心配事はなんですか？

● _____ 様の薬に関すること ●

> ※アセスメントの内容を要約してここに書き込み，コピーをして患者様と共有して下さい。

薬を手にするまでのこと

[   ]

アドヒアランス

[   ]

副作用

[   ]

服薬の重要性 _____ 点

[   ]

服薬を継続することへの自信 _____ 点

[   ]

薬物療法に対する満足度 _____ 点

[   ]

薬に対する信念や懸念

[   ]

取り組むべき問題

[   ]

行動計画

[   ]

看護師サイン _____ 日付　　／

患者サイン _____ 日付　　／

（患者様にもこのコピーをお渡しください）

面接用紙 2 　[実践的問題の整理]

問題は何ですか？

あなたの目標は何ですか？

あなたの目標を達成するために役立つものをすべてあげましょう

それぞれの解決方法のよくない点とよい点をそれぞれあげましょう		
解決方法	よくない点	よい点

もっともよい解決方法は何ですか？

行動計画
1
2
3
4
5
6

面接用紙 **3** [振り返り]

| めやすとなる出来事 | めやす以前の経験 ↑ |
| | めやす以後の経験 ↓ |

面接用紙 4 ［両価性の探求］

　　　　　　　　　　　　　　　　　　　　　　　　　　　　　　をすることの両価性の探求

よくない事柄（デメリット）	よい事柄（メリット）

　　　　　　　　　　　　　　　　　　　　　　　　　　　　　　をしないことの両価性の探求

よい事柄（メリット）	よくない事柄（デメリット）

面接用紙 5 [信念と懸念についての会話]

テーマになる考え・心配事

その確信の程度（0〜100％）＿＿＿＿％

その考えを支持する根拠	その根拠と反対の事柄

面接後の確信の程度（0〜100％）＿＿＿＿％

面接用紙 6　[先を見据える]

> 希望・期待すること

話題になりうること（すべてを扱う必要はない）
・数年後の自分が経験していることの希望
・自分の理想的な暮らしのイメージ
・夢や希望がかなう際にもたらされていること
・希望がかなうとしたら，そのときには十分に達成されていそうなこと
・希望がかなうまでのあいだに，途中で達成されていそうなこと
・先を見据えて行動する際に，障壁となりそうなこと，予防したいこと
・これからの暮らしで障壁や困難を乗り越える助けになる資源

索引

あ行

アイデア　66
【相手の用いている言葉を使う】　96, 140
アクティビティ　185
アジェンダ　130
【アジェンダの設定（面接の枠組みを取り決める）】
　　　　　　　　　　　　　129, 130, 132
あたたかい人間関係　36
アドヒアランス　8, 10, 18, 58
安全な居場所　35
イシューを明確化する　42, 44
一致　2
一般化　48
一方的な主張　144
意味を感じること　37
迂遠　52
オートノミー（自律性）　136
オーナーシップ（主体性）　136
【オープン・クエスチョン（開いた質問）】　98, 166
思い込みのパターン　47
思い違い　97
オン・ザ・ジョブ・トレーニング（OJT）　196

か行

介入　24
　──，鍵となる　25, 57
　──，コンコーダンス・スキルにおける　28
介入とスキルの関係，コンコーダンスにおける　28
介入に要する時間　32
回復期　19
会話をするときの位置　101
かかわりを進めるためのスキル　27
鍵となる介入　25, 57
鍵となるスキル　27

核心的欲求　122
紙に書く意義　33
看護計画に取り入れる　179
【患者の関心を維持する】　142
患者の心理的な障壁　8
患者の立場に立った支援　56
感情，相手が気づいていない　113
感情リフレーミング　108
勘違い　97
記憶障害　135
基礎的スキル　27
希望　35
教育的介入　5, 20
協働　118
記録に残す　179
工夫
　──，コンコーダンスの実践を始めた前後の
　　　　　　　　　　　　　　　　　　177
　──，コンコーダンス（調和）をめざすための　32
　──，コンコーダンスの実践を継続にするための
　　　　　　　　　　　　　　　　　　180
　──，コンコーダンスの実践を始める前の　165
暮らしの回復，自分らしい　34
クラブ活動，コンコーダンスの　180
【クローズド・クエスチョン（閉じた質問）】
　　　　　　　　　　　　　　　100, 166
経路と全体像の中に位置づける　43, 51
ケースカンファレンス　177
ゲーム　195
見学　195
研究　195
　── を発表する　181
健康行動　6
顕在的問題　194
研修
　── に出たくない職員への工夫　191
　── に出られない職員への工夫　190
　── の効果測定　192
　── の構成　193
　── を企画する　181, 188, 192
研修会・勉強会への参加　165
合意形成　122
講義　195

高血圧治療ガイドライン　7
行動的介入　5, 21
行動リフレーミング　108
コーチング　142
【コーピング・クエスチョン（工夫の問いかけ）】
　　　　　　　　　　　　　　　138

誤解　97
【個人の選択とその責任を強調する】
　　　　　　　　　78, 136, 140, 146
5W2H2Pのフレームワーク　49
コミュニケーション上達のコツ　44, 46, 51
コミュニケーションの3要素　37
コメディカルスタッフへの期待　7
【コラボレーション（協働性を示す）】
　　　　　　　　　　　64, 118, 140
コンコーダンス（調和）
　── とは　2, 10, 19
　── の意味，医療者からみた　8
　── の意味，患者からみた　3
　── の概念　3, 6, 19
　── の理念　183
　── をめざすための工夫　32
［コンコーダンス・アセスメント］　58, 173, 179
　── の面接用紙　200
コンコーダンス・スキル　21, 57
　──，21種類の　26
　── の活用，自分の生活で　173
　── の組織での活用　188
コンコーダンスの実践
　── を継続にするための工夫　180
　── を始めた前後の工夫　177
　── を始める前の工夫　165
コンプライアンス　10, 18
コンプライアンス（遵守）志向　4
コンプライアンス・セラピー　11
コンプリメント　115

さ 行

［先を見据える］　88, 173, 179
　── の面接用紙　213
シークエンス（順列），スキルの　30
自我の障害　135

時系列化　104
思考過程の障害　135
思考内容の障害　135
自己決定と自己主張　36
事実関係　58
事実を起点に話を始める　42, 46
【支持と承認を示す】　114
実習　195
［実践的問題の整理］　64, 173, 179
　── の面接用紙　208
自発的問題　194
自分らしさ　36
【柔軟に対応する】　70, 88, 132
情緒的介入　5, 21
承認　114
【情報を交換する】　78, 153
省略　48
事例研究　177
神経言語プログラミング（NLP）　142
［信念と懸念についての会話］　82, 173, 179
　── の面接用紙　212
信念や懸念，治療に対する　58
心理的な障壁，患者の　8
心理的に受容しにくい疾患　5
スキル　24, 39
スキル，コンコーダンス・スキルにおける　29
スキルのシークエンス（順列）　30
【スケーリング・クエスチョン（得点化の問いかけ）】
　　　　　　　　　　　　　60, 156
ステージ理論　6
正当化　116
【積極的な治療的スタンス】　82, 134
接線性　52
潜在的問題　194
組織での活用，コンコーダンス・スキルの　188

た 行

退行　135
対処や工夫　36
脱線，話題の　52
中断　144
調和　2

抵抗の 4 つのサイン　144
【抵抗を最小限にとどめる】　70, 82, **144**
討議　195
動機づけの理論　126
同僚と一緒に取り組む　178
閉じた質問　100
取り組む，同僚と一緒に　178

な行

認知的不協和　148
認知モデル　103
ノンアサーティブ　14
ノンコンプライアンス　15, 17, 18

は行

【反映的傾聴】　124
汎理論的モデル　6
ビッグワード　97
否定　144
否定的なエピソード　72
標準化した質問　116
開いた質問　98
ヒント，"壁"に当たった場合の　182
副作用　58
服薬行動　126
服薬する割合，医師の処方通りに　8
［振り返り］　70, 173, 179
　──の面接用紙　210
ブレーンストーミング　64
プロセスレコードを用いた振り返り　172
並列化　104
ポイントの整理　104
ポイントを見つけるためのフレームワーク　103

ま行

マズローの欲求階層説　126
慢性期　19
【ミラクル・クエスチョン（創造の問いかけ）】　158

無視　145
【矛盾を拡大する】　76, **147**
メッセージ，研修で伝えたい　189
メモをとる　105
面接用紙（テンプレート）　200
　──，［コンコーダンス・アセスメント］　200
　──，［先を見据える］　213
　──，［実践的問題の整理］　208
　──，［信念と懸念についての会話］　212
　──，［振り返り］　210
　──，［両価性の探求］　211
【面接を相互に関係づける】　128
「問題」解決のフレームワーク　45
問題提起，研修における　194
問題の定義　45

や行

ユーモア　185
【要約】　102, 124, 129, 140
欲求階層理論　126
予防的問題　194

ら行

ラポール　142
【リフレーミング】　72, 88, 108, 114, 138, 167
【リフレクション（反応の引き出しと応答）】
　　　　　　　　　　　　　112, 146
両価性　76
［両価性の探求］　76, 173, 174, 179
　──の面接用紙　211
連合弛緩　52
ロールプレイ　195
論理構造　103

わ行

歪曲　48
話題の脱線　52